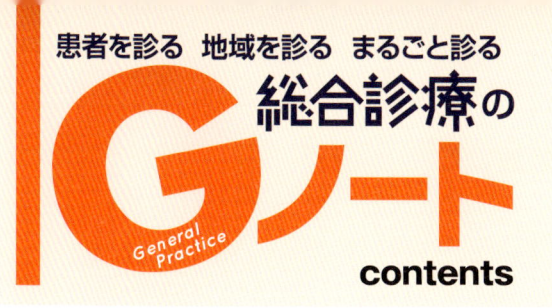

患者を診る　地域を診る　まるごと診る

総合診療の Gノート

General Practice

contents

2018年 **6**
Vol.5 No.4

JN203054

特集

専門医紹介の前に！
一人でできる各科診療

"総合診療あるある"の守備範囲がわかる!

編集／齋藤　学（Rural Generalist Program Japan 合同会社ゲネプロ）
　　　本村和久（沖縄県立中部病院 総合診療科）

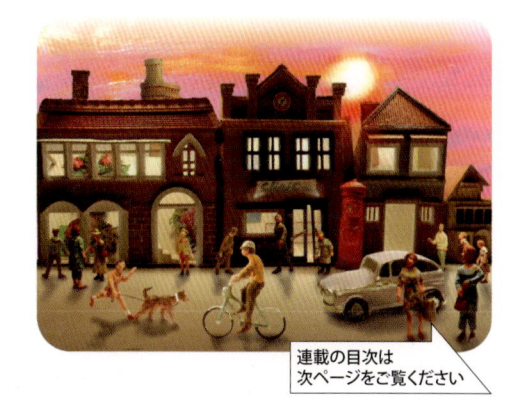

連載の目次は
次ページをご覧ください

表紙立体イラストレーション／野崎一人

「第1回 救急×緩和ケアセミナー」に参加して

長谷川 雄一
（飯塚病院 総合診療科 後期研修医）

2018年3月17日，飯塚病院緩和ケア科，救急部，総合診療科および済生会福岡総合病院総合診療部医師の有志により開催された，「第1回 救急×緩和ケアセミナー」に参加しました．救急と緩和ケアは一見すると正反対にみえるかもしれません．しかし，総務省の「救急救助の現況」によると搬送患者の約6割が高齢者であり，救急の知識や手技だけではなく，知識を活用できる知恵やコミュニケーションスキルが求められます．高齢者救急における救急と緩和ケアは我々若手医師にとっての臨床疑問が多く存在します．

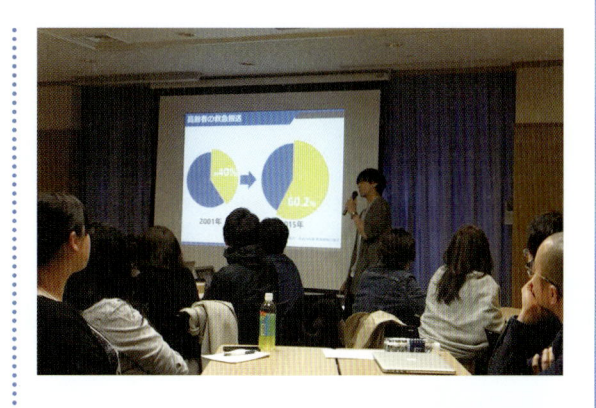

実際の高齢者救急の現場では訴えに乏しい，疎通困難である，ポリファーマシーである，症状が非典型的であることが多く，全体像の把握が非常に難しいのは皆さん経験あるかと思います．今回のセミナー内容は「高齢者救急のpit fall」，「面談のしかた」，「CPA患者の家族との対話」の三部構成でした．これらは誰からも教わることなく，日々の診療の中で常にモヤモヤしたまま疑問を抱えることが多いかと思います．そのような臨床疑問を全国各地から集まった若手医師，学生を中心にグループ・ディスカッションを通して共有し，飯塚病院の医師のファシリテーションのもとで意見を交換し合うことで理解を深めることができました．

どのセッションも学びが多かったのですが，特に参考になったのが面談のしかたでした．我々後期研修医になると患者さん本人や御家族に面談をする機会も多くなります．しかし実際には「面談の内容が本当に伝わっているのか」，「悪い結果の伝え方がわからない」と日々悩むことが多く，私自身も試行錯誤の毎日でした．良い面談とは何か，そのような臨床疑問に飯塚病院 緩和ケア科 木村衣里先生がわかりやすく解説して下さり，面談のエッセンスを学ぶことができました．今まで自分の中でなんとなく漠然としていましたが，今回のセミナー

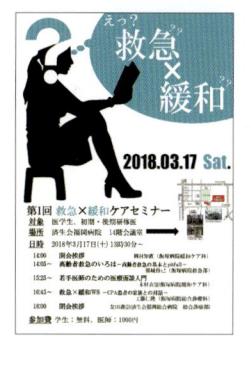

のおかげで面談の構造を言語化することで綺麗に整理することができました．早速明日の診療に活かすことができると信じております．決して他の勉強会では学ぶことができない斬新な内容ばかりでした．

第2回開催も8月4日に予定されております．救急に興味がある方，緩和ケアに興味がある方，ぜひ参加をおすすめします．救急，緩和ケアについて一緒に話し合いましょう（詳細は飯塚病院緩和ケア科ブログにて：https://ameblo.jp/iizukapc/entry-1237287711 56.html）．

あの人気連載が単行本になって帰ってきました！

小児科医 宮本先生，ちょっと教えてください！

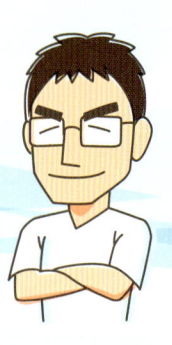

登場人物

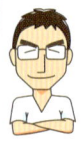

宮本先生
S医科大学付属T病院（神奈川県K市）小児科部長．卒後20年．小児科・小児神経・てんかん専門医．S医科大学剣道部監督．

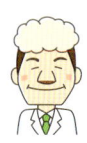

羊田先生
T病院近くのファミリークリニック院長（開院後10年）．宮本先生と大学の同級生．家庭医療専門医．T病院で週に1回外来を担当．

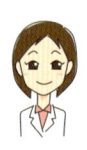

メイ子先生
卒後7年．家庭医療専門医．今年から静岡県F市の実家でファミリークリニックを開業．S医科大学剣道部出身．羊田先生のクリニックで研修経験あり．月に1回T病院での症例検討会に参加．

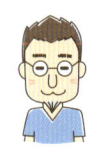

ヤギ岡先生
S医科大学付属T病院小児科医長（アレルギー外来担当）．卒後15年．小児科専門医．メイ子先生の小児科研修中は担当指導医．外来休憩室の常連で羊田先生とも親しい．

T病院外来奥の休憩室．外来終了後の宮本先生と羊田先生が雑談しているところにメイ子先生が久々の登場．

メイ子 宮本先生，羊田先生，こんにちは！

宮本 おお！メイ子，久しぶりだな！

メイ子 今日はF市での仕事が早く終わったので，久し振りに症例検討会に参加してきました．

羊田 その後クリニックはどうかな？ 順調？

メイ子 はい，ここで宮本先生たちに小児診療の極意を教えてもらったおかげで，自信をもって診られるようになり，小児の患者さんも増えてきました．こどもを診ていると，宮本先生に聞きたいことはたくさん出てきますが…．

宮本 そうか．じゃあ，今日も早速，症例を…

メイ子 今日は症例の相談ではなく…それより，宮本先生！これは何ですか！？

宮本 なんだよ，いきなり，なんのことだ？

メイ子 これですよ！私たちの連載が書籍になっているじゃないですか！？

宮本 あ…．メイ子，どうしてそれを…

メイ子 どうして教えてくれなかったんですか？ 同じ家庭医仲間の先生が「小児を診るならこの本いいよ」って勧めてくれたんですけど，見てびっくりしました！

発行 羊土社

Gノート別冊

小児科医宮本先生、ちょっと教えてください！

～教科書には載っていない、小児外来のコツ・保護者への伝え方～

宮本雄策／編著
大橋博樹／企画・編集協力

■ ISBN 978-4-7581-1831-6
■ 定価 3,600円＋税
■ 約200頁

2018年6月中旬発行

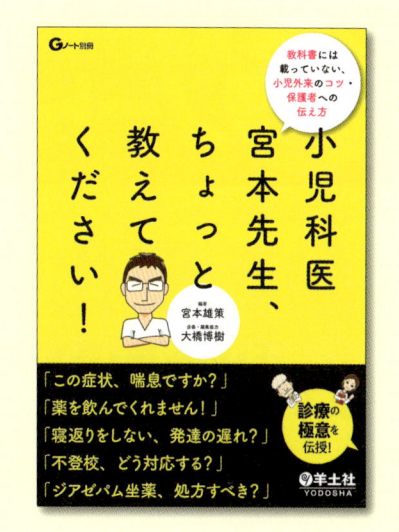

ヤギ岡 こんにちは〜．さわがしいと思ったら，やっぱりメイ子ちゃんが来てたんだね．あ，その本は！

メイ子 えー，ヤギ岡先生も知ってたんですか？

ヤギ岡 僕も連載では紹介できなかった喘息のこと，話させてもらったんですよ．

羊田 ほかにも便秘や夜尿症など連載では聞けなかった話がたくさん載っているよ．僕もうちで研修している専攻医の先生はもちろん，開業医仲間にも勧めたよ．地域でこどもを診る医師なら，絶対に知っておいてほしいと思うことばかりだからね．

メイ子 連載を読んでいた家庭医の後輩は，小児科研修の期間だけでは経験できないことも多いから，これを読んで家庭医の専門医試験に役立てたと言っていました．

羊田 診療ガイドラインや教科書を読んでも，結局どうすればいいの？と思うところを，宮本の経験から教えてくれたからね．本当は，宮本はこの本できあがったら，メイ子ちゃんにサプライズで渡そうと思っていたんじゃないのかな？

宮本 ま…まぁな．読者から要望のあったテーマや連載では伝えきれなかったことを加えたつもりだ．これを読めばメイ子の新たな疑問も解消されるかもしれない．まあ，読んでみてくれ！

メイ子 そうだったんですね．ありがとうございます！これを読んでF市のこどもと家族のためにこれからも頑張ります！

宮本先生，メイ子先生たちとの再会はいかがでしたか？
単行本の目次は羊土社HPでぜひご覧ください！立ち読みもできます！

https://www.yodosha.co.jp/gnote/book/9784758118316/index.html

（編集部）

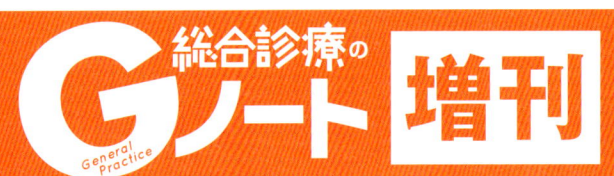
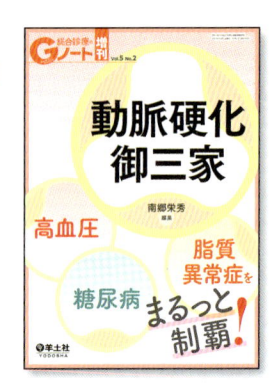

患者を診る 地域を診る まるごと診る

総合診療の Gノート

General Practice

特集

専門医紹介の前に！
一人でできる各科診療

"総合診療あるある"の守備範囲がわかる！

編集／齋藤 学，本村和久

特集にあたって

齋藤 学

　皆さん，こんにちは．総合診療はバラエティに富んでいて，そして奥が深いですよね．実際に，自分はどこまで診られるようになればいいのだろう，と悩んだことはありませんか？ 医者は一生勉強といいますが，余暇も大切です．今回は「診療の範囲」について，皆さんと一緒に考えていけたらと思い，企画してみました．

● ジェネラリストとスペシャリスト

　プライマリ・ケアの現場では，「これ，もう少しトレーニングしたら自分でも対応できるかも？」という手技が少なからずあると思います．そんな「総合診療あるある」の手技に対象を絞り，紹介される側の各科専門医からの視点も含めて，形成外科，産婦人科，眼科，耳鼻科，皮膚科，泌尿器科，整形外科，歯科といったさまざまなスペシャリストの先生方にご執筆いただきました．スペシャリストといっても，医師人生のどこかでジェネラリストの立場を経験された先生方ばかりなので，ジェネラリストとスペシャリスト，双方の立場からのアドバイスが随所に散りばめられています．まずはジェネラリストがどう考え，どんな処置をしたのか？ その処置は，スペシャリストからしたら合格点なのか？ ジェネラリストで手に負えず，スペシャリストに紹介した後，スペシャリストはどう考え，どんな処置をしたのか？ 今回は，スペシャリストの診察室での様子も余すところなく綴られています．

　また，もちろん，どのシナリオも「あるある」なものばかりですが，「本当によくある事例なの？」と思われる方もおられるかもしれません．そこで，「一人で離島を守るジェネラリスト」を育成し続け，そしてご自身も離島経験のある沖縄県立中部病院総合診療科の本村和久先生にも，各稿末に〈沖縄の離島診療所（島には医師一人）でのリアルワールド〉と題したコメントを寄せていただきました．

● ジェネラリストの守備範囲って…？

　プライマリ・ケアの現場にいると，常にこの疑問にぶち当たります．「できないからやらなくていいのか？」と「できるけどやっていいのか？」の2つです．「あー，今日はたまたま俺が当番だったから患者さんを紹介してしまった，申し訳ありません！」と思うときもあるでしょう．一方で，「前の病院ではやっていたけど，いま勤務している総合病院の環境だったら，各科の専門の先生がいるから紹介することになっているんだ」と思うこともあるでしょう．では，ジェネラリストの本当の守備範囲とは，どこまでなのでしょうか？

　ひと昔前のオーストラリアで，こんな事件がありました．ある医師が「俺は何でもできるから，ここで手術でも何でもやってしまおう」と意気込んで，ある町に乗り込んできました．そして，総合診療に加えて，外科の手術にまで手を出すようになると，やがて食道がんなどの難しい手術までをも行うようになりました．そして悲しいことに，手術が原因で命を落とす患者さんの数は急増し，とうとうその医師は裁判にかけられ，投獄されることになりました．その町は，決してへき地ではありません．紹介すれば近くに大きな総合病院もありました．地域の医療資源を無視して，自分のやりたい手術ばかりを行い，結果として患者さんに，そしてその地域に甚大な被害を与えてしまったのです．

　そこで，クイーンズランド州政府が立ち上がり，医師と病院との守備範囲のマッチングを試みました．そのなかの取り組みの1つであり，日本でも役立つのではないかと思われる制度をご紹介します．それは，CSCF（Clinical Service Capability Framework）[1] と呼ばれ，6段階で病院の役割を決める枠組みです．なお，そこで働く医師は自身の診療範囲を定期的に州政府に登録する必要があります．これにより，危険な医療から地域住民を守るための枠組みであると同時に，地域住民が最低限の医療を受けられるための枠組みとしても機能しています．最低限の医療とは，例えば救急医療や小児医療，産科医療のことを指します．

　任された守備範囲は責任をもって守れる，そんなジェネラリストになりたいですね．今回の企画が，皆さんの守備範囲を考える一助になれば幸いです．さあ一緒に **Procedural GP（手技のできるGP）** のリアルワールドへ突入しましょう．

文　献

1)　https://www.health.qld.gov.au/clinical-practice/guidelines-procedures/service-delivery/cscf

プロフィール　齋藤　学　*Manabu Saito*

Rural Generalist Program Japan 合同会社ゲネプロ
「医者の守備範囲」って何でしょうか．私自身「来た球はすべて打つ」という長嶋茂雄に憧れていますが，ストライクゾーンはしっかり見極めないといけませんね．今回は，普段なかなか見ることのできない，スペシャリストの「診療の裏側」を垣間見ながら，ジェネラリストの「診療の範囲」を探ります．本村先生のリアルワールドもお楽しみに！

〈共同編者〉

プロフィール　本村和久　*Kazuhisa Motomura*

沖縄県立中部病院 総合診療科
私自身の離島診療所での経験や，他の島医者の経験を交えて GP の視点を「リアルワールド」として追記しました．専門医の視点との相違を楽しんでもらえたらと思います．また，こんな素敵なアドバイスをいただける専門医の方々といつでも相談できる環境が GP の診療一般にあればよいなと妄想してしまいました．

若い女性が顔を怪我した
—顔面外傷（形成外科）

高橋卓也

● はじめに

　怪我をしたばかりの患者さんが出血や強い痛みで苦しんでいるなかでの外科的な処置は，内科とは異なる独特の緊迫感に見舞われるのではないでしょうか？ ましてや患者さんが子どもや若い女性の場合，付き添いの親御さんから「将来も傷跡が残ってしまうのでしょうか？」といった心配の声を投げかけられると，緊張で汗が出ることでしょう．今回は，日々の外傷診療で抱く"どこまでなら自分で処置していいのか""どこからは形成外科に紹介すべきか"の疑問に答えるべく，若い女性の顔面外傷（皮膚軟部組織損傷）に領域を絞って解説していきます．

Keyword ▶　　顔面外傷　　創縫合　　瘢痕形成

今回の患者さん

　16歳，女子高校生．原付単車で走行（ハーフヘルメット着用）中に転倒．右頬部・上口唇辺りを縁石にぶつけ，顔面の出血部をハンカチで圧迫しつつ居合わせた歩行者に脇を抱えられて，診療所にやってきた．

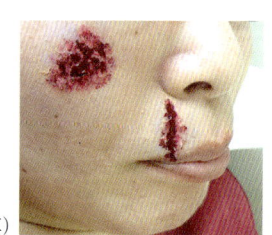

（イメージ写真）

① 診断はどうなる？〈GPの思考回路〉

　あー，若い女性の怪我，しかも顔か…．自信ないな…．ぱっ見たところ，意識はしっかりしているし，会話もできる．顔面からの出血もハンカチ圧迫で止まっているようで，血圧も問題ないようだ．頭からつま先までしっかり評価しよう．よし，今のところ顔面の外傷以外は問題なさそうだ．これからじっくり顔面の傷を診ていこう．右頬部と，鼻下部から上口唇間の傷の評価だ．よし，まずは麻酔をしよう…．

1）形成外科医より

　専門の科に紹介するためにも，傷の程度と損傷の部位を正確に判断する必要があります．このようなときは，局所麻酔をしっかり効かせて観察を行うとよいでしょう．診療所にエピネフリン入り局所麻酔薬〔キシロカイン®注射液1％エピレナミン（1：100,000）含有など〕があれば使用します．一般にエピネフリン入り局所麻酔薬注射による血管収縮作用は，注入から約7分後にみられるといわれています．エピネフリン入りの局所麻酔の方が，創内を観察している数分の間に止血効果が出現しはじめ，患者さんの鎮痛も得られ，より落ち着いた状況で創観察を行えます．その後の縫合などの処置も，より止血の得られた状態で行うことができます．しかしながらエピネフリン入り局所麻酔薬を常備していない診療所もあることでしょう．その際はあわてる必要はありません．通常のリドカイン麻酔液（キシロカイン®注ポリアンプ1％，または同剤0.5％）で創部鎮痛を得てください．丁寧にガーゼで圧迫しながら，創内観察を進めると出血も少なくてすみますよ．ちなみに顔面において，**エピネフリン入り局所麻酔使用の禁忌部位は，鼻と耳介です**．局所麻酔の使用歴とアレルギーの有無をチェックし，カルテに記載するのも忘れないでください．

2）本症例のポイント

　口唇の外傷で気をつけなければならないのは，白唇と赤唇の境界です．エピネフリン入り局所麻酔薬を用いると，血管収縮作用でなおさら境界が不明瞭となります．縫合後にずれが生じると，赤唇縁のずれが残ってしまうので，あらかじめ**皮膚ペンや消えにくいペンで目印を付けておいてから，麻酔をしましょう**．われわれ形成外科医は，眼窩下孔から出てくる三叉神経第二枝をブロック麻酔するという方法を使うこともよくあります．

　当たり前のような発言ですが，**局所麻酔注射をしている間は，必ず患者さんに声をかけながら行いましょう**．不安をとるためでもありますが，局所麻酔中毒にいち早く気づくためでもあります．局所麻酔中毒の最初期の症状は，興奮症状です．人により多弁・酩酊様言動としてみられますが，会話をすることで，患者さんの言動の変化をすぐに察知することができます．

　一見すると皮下までの浅い挫創に見えても，創内に充満した血餅を除去すると，筋層が断裂し骨膜との間に死腔が生じていたり，異物混入を認めることも少なくありません．次の処置法で説明しますが，創観察の段階で生理食塩液洗浄をはじめても構いません．鑷子や剪刀でむやみに創内をいじるよりは，圧をかけて生理食塩液洗浄した方が二次損傷の危険を避けられます．

　止血に関しては，**基本的にガーゼ圧迫で対応**し，盲目的に鉗子等で組織を圧挫しないようにします．重要な血管や神経を損傷したり，軟部組織挫滅で後々に皮膚陥凹を生じたりしないようにするためです．

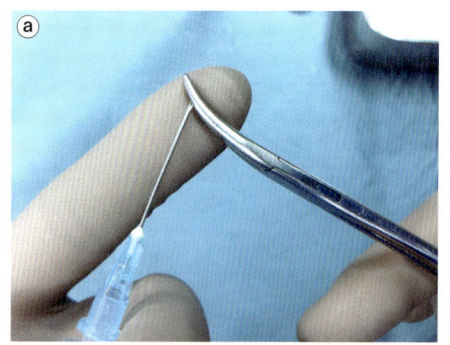
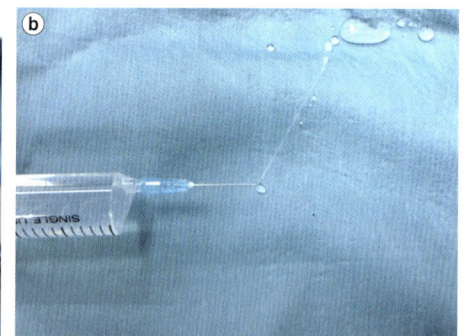
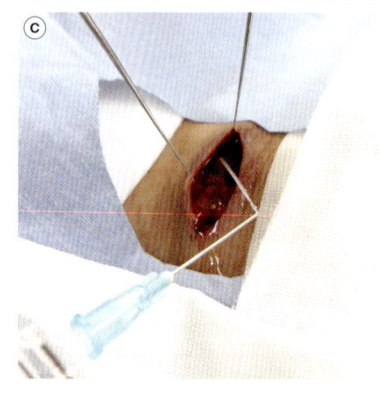

図1◆創内の高圧洗浄の工夫

a）23G針の刀面先端1/3程を折り曲げる．
b）シリンジで生理食塩液を押し出すと、射出方向に角度がつき軽く分散する．
c）創内深部から異物や汚れを洗い出すように高圧洗浄をする．

② 処方・処置はどうする？〈GPの思考回路〉

　創内観察の結果，右頬部は擦過傷で細かい砂利が付着，右上口唇は白唇部が斜めに挫創を生じており口輪筋が裂けて持続出血していた．若年女性の顔面外傷であるため，近くの総合病院にある形成外科医への受診が可能か，問い合わせてみた．残念なことに，形成外科診察は隔週の火曜日のみで，次の診察は10日後になってしまうとのことであった．ちょうど，連絡を受けた母親が診療所に到着した．本人と母親に「将来の傷を最小限にするためには，形成外科医に処置をしてもらった方がよいが，すぐにその処置を受けるには隣の県の大学病院まで行かないといけない」ことを伝えた．本人と相談してもらったところ「診療所でできる限りの処置をしてほしい」とのことであった．

● 形成外科医より

a）はじめの創洗浄が大切！

　いよいよ自分自身で若年女性の顔の創処置を行うことになるのですが，初療時の創洗浄は，感染防止の観点からも，また創内異物を残さないようにするためにもきわめて重要です．時間をかけて確実に行いましょう．創内に砂利や泥等の異物が残ると，後遺症として外傷性刺青（traumatic tattoo）が生じるので注意が必要です．周囲皮膚の汚れも含めて，生理食塩液か水道水で洗い流してください．高圧洗浄の工夫として，針先の先端1/3ほどを折り曲げた23 G針で洗浄すると，創部に適度な圧で扇状に水圧をかけることができます（図1）．創の最深部から

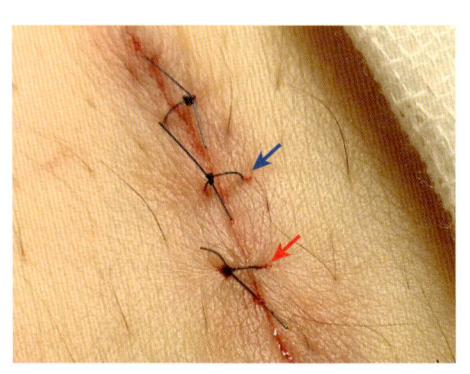

図2◆縫合糸痕（stitch mark）を残さない縫合方法

➡️（青）：皮膚表面と縫合糸の輪頂点の間に1〜2mmの空間があるように結ぼう．
➡️（赤）：縫合糸の輪が皮膚と密着している，または創縁を絞めている結び方はきつ過ぎである．

しっかりと汚染物を洗い出してください．挫創部と同様に，擦過傷部も局所麻酔後に高圧洗浄をしましょう．擦過の場合はより頑固に細かい異物粒子が真皮層に擦り込まれているので，汚染が強い場合は，さらに滅菌ブラシ等を用いてブラッシングしましょう．スクラブ消毒液（ヒビスクラブ®消毒液4％等）を少量垂らして，泡立てて洗浄してもよいです．

　その後，完全に圧挫して血流を失ったとみなせる組織がある場合は，デブリードマンして除去してください．しかし，顔面の場合は血流が豊富な部位であり，感染の頻度も他部位に比べ低く，皮膚欠損や組織欠損は今後の二次処置や瘢痕拘縮形成を難しくさせるので，デブリードマンは最小限となるように努めます．血行や生存性の疑わしき組織は，残すのが間違いないでしょう．

b）創閉鎖のコツ

　創の閉鎖は，受傷後6〜12時間（創閉鎖のゴールデンタイム）以内であれば，一時閉創が可能です．縫合糸の選択ですが，絹糸は組織反応が強く縫合糸周囲の皮膚が発赤を起こしやすいので顔面には適さず，一般的には6-0の針付きナイロン糸を使用します．なければ5-0の太さまでが許容範囲です．**針の刺入は創縁から約2mm離す程度で，大きくはかけないようにします．**これは後に述べる縫合糸痕（stitch mark）を残さないようにするためです．糸結びは，器械縫合にて外科結びで結び目をつくります．この際，縫合糸の輪が皮膚と密着するのは結び方としてはきつ過ぎです．**皮膚表面と結び目の間に，1〜2mmの空間がある程度に結んでください**（図2）．外傷後の創部は2〜3日間腫れが増強し，皮膚も厚さを増します．縫合時に結び目が密着しているようだと，腫れたときに縫合糸の輪で創縁皮膚を絞扼することになり，やはり縫合糸痕を残すことになってしまいます．

c）軟部組織の修復

　顔面の表情筋は顔面骨格から起始して皮膚裏面の真皮に停止しています．そのため，ある程度強い衝撃で生じた挫創では，直下の表情筋も断裂して，深い創を形成してポケットのような創形状となります．今回の症例では，口輪筋が断裂し筋断端より出血を認めますので，しっか

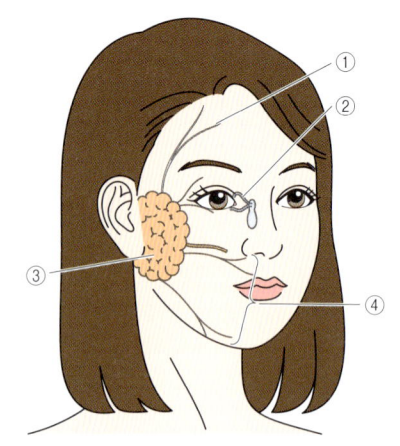

図3 ◆ 顔面外傷の合併損傷で気をつけるべき特殊箇所
① 顔面神経側頭枝，② 涙小管と涙嚢，③ 耳下腺腺房組織，耳下腺管，
④ 耳下腺浅葉と深葉間に存在する顔面神経．

りと水圧をかけた洗浄をした後に吸収糸で中縫いをしましょう．縫合糸の選択は，4-0か5-0の吸収糸（MAXONやPDSⅡ等）を選びます．**縫合間隔はかなり粗くてよいです**．断裂筋組織同士が合っていれば，自ずと出血も止まります．縫合間隔が細かすぎると浸出液や出血のドレナージができずに血腫形成や感染の危険が高くなります．ただし，活動性の出血がなく，かつ直上の皮膚を縫合するだけで皮下に死腔をつくらず筋肉同士が自然と寄り合う場合は，筋組織等の軟部組織を無理して縫う必要はありません．

❸ 専門医への紹介は？〈専門医の思考回路〉

　今回の挫創部位は右頬部と上口唇でしたが，顔面外傷では，皮膚直下の重要構造物の合併損傷に特に気をつけなくてはいけない箇所がいくつかあります．図3に顔面外傷の合併損傷で気をつけるべき特殊箇所を示しました．

　こめかみでは，眉毛外側から生え際の中間線を顔面神経側頭枝が比較的浅い層を走行しています．ここを横断する創では，眉毛の挙上や開閉瞼の動きを確認します．内眼角部では，涙小管と涙嚢の損傷が生じている可能性があります．もし細いゾンデがあれば涙点より挿入して，その損傷の有無を確認することができます．耳前部には，耳下腺腺房組織が存在し，人中（鼻下）と耳珠を結ぶ線上を耳下腺管が走行しています．この範囲での深い創は，耳下腺損傷や唾液瘻，さらには耳下腺浅葉と深葉間に存在する顔面神経を損傷している可能性があります．これらの特殊箇所では，初療の段階では洗浄のみを行い生理食塩液ガーゼをあて，適度に圧迫のうえで専門医紹介としてよいでしょう．

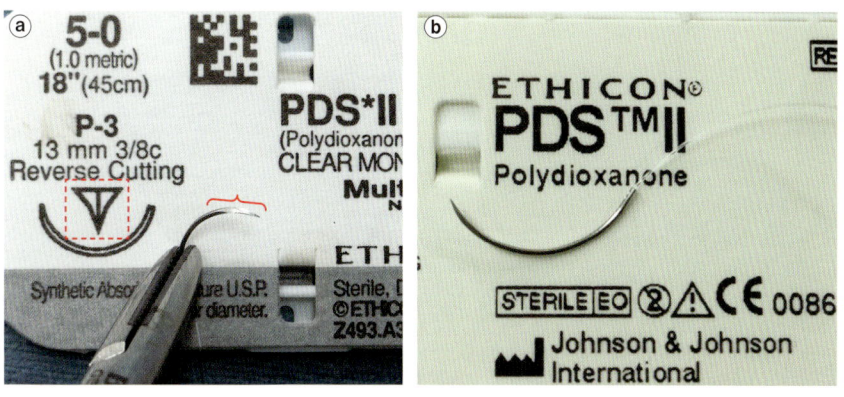

図4 ◆ atraumatic needle の特徴（PDS Ⅱ を例に）

a）針先端のみ（￣￣の部分）が逆三角形かつ2面が曲面を持つ形状を持っている（左側の断面図▱参照）.
b）針と糸の接合部に継ぎ目がほとんどない加工がされている.

④ 専門医が行うこと〈専門医の思考回路〉

1）再縫合

　創縁の挫滅が強い場合や絹糸等で皮膚を緊張強く縫合されている場合は，初療処置からの経過時間にかかわらず，患者さんと相談のうえ，専門医が再縫合を行うことがあります．抜糸後や縫合した後であっても，創縁挫滅部をデブリ切除し，いったん創縁を新鮮化します．縫合には，最も組織反応を生じにくい糸を用います．NYLONに代表されるモノフィラメントの合成糸を選択します．外傷時から感染がなく時間経過している場合は，真皮縫合することで，より瘢痕化を最小限にすることが期待できます．真皮縫合の最大の目的は，皮膚表層の縫合部に過度な緊張が生じないようにするためです．糸は表皮直下を通り，真皮直下に結び目が位置するように縫合します．

> **➡ コラム：針へのこだわり**
>
> 　真皮縫合の糸は，従来，非吸収糸である白ナイロン糸が主流でしたが，数カ月後に皮膚ターンオーバーに伴って，皮膚表層に露出してくることが時々あります．また近年は長期間の抗張力をもつ非吸収糸（MAXONやPDS Ⅱ等）が流通しており，使いやすくなっています．これらの針付き糸に用いられる針は，組織損傷が最小限になるよう，針先端のみが逆三角形をしており，2面もしくは3面が曲面をもつ形状をしています（図4）．同時に，多回数の針の出し入れでも針先が鈍化しないよう工夫されていたり，針と糸の接合部に継ぎ目がほとんどない加工がなされています．組織損傷を最小限に抑える針付き糸ということで，atraumatic needleと呼ばれています．針全体の形状としては，通常は小さい強彎の針である3/8サークルの彎曲の針を一般的に使いますが，より狭い間隔で真皮縫合をする場合や，短距離の創の真皮縫合については，1/2サークル程度の強彎の針を使用します．お読みになってわかるように，形成外科医や針職人の道具にかける飽くなき探求は終わることはありません．

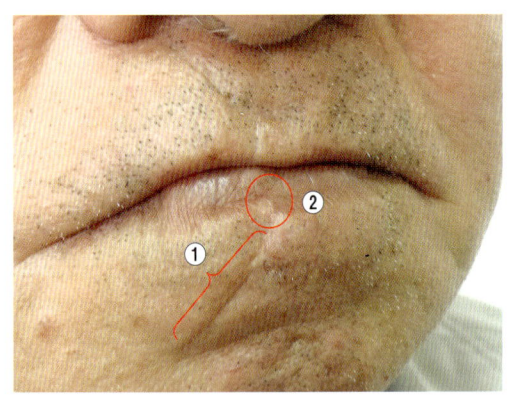

図5 ◆ 初療処置後の創治癒経過で変形・瘢痕が生じた例

① 傷の向きが皺の線（wrinkle line）に沿わない.
② 口唇や眼瞼縁等に縫合段差が生じている.

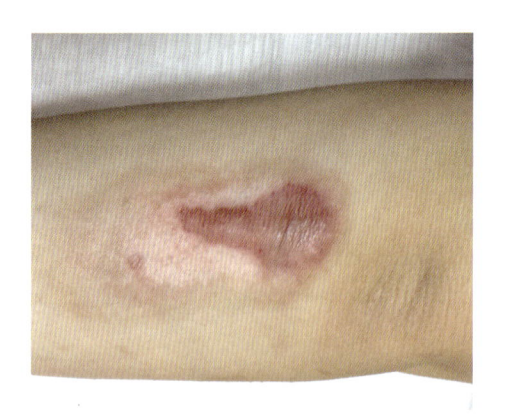

図6 ◆ 挫滅の強い擦過部から肥厚性瘢痕が生じた例

2）瘢痕形成・瘢痕拘縮形成術，皮弁形成術，植皮術

　　傷の向きが皺の線（wrinkle line）に沿わない場合，口唇や眼瞼縁等に縫合段差が生じた場合（図5），皮膚面に対して斜方向に切込んだ部分が周囲より段差を生じるトラップドア変形（trap door deformity）等の変形を生じた場合は，専門医により瘢痕の修正術（瘢痕形成・瘢痕拘縮形成術）を行います．皮弁形成術の基本形であるZ形成術には，瘢痕の直線的収縮を阻む効果や距離延長効果（緊張を緩ませる）があります．またW形成術は，両側の切開線を鋸歯状にして，出来上がりの縫合線をジグザグに仕上げます．初療時に皮膚欠損を伴った変形や瘢痕に対しては，植皮術を用いて皮膚組織欠損を解消します．

3）肥厚性瘢痕・ケロイド化予防

　　顔面では縫合瘢痕より肥厚性瘢痕やケロイドが生じることはあまりありません．しかし，挫滅が強い擦過創や開放創で真皮連続性が断たれていると，治癒過程で線維増生が過剰となり，肥厚性瘢痕やケロイドが生じることがあります（図6）．最終的に瘢痕切除後に再縫合または瘢痕拘縮形成術に至る場合もありますが，まずアレルギー性メディエーター遊離抑制薬の一種であるトラニラスト（リザベン®カプセル）内服を試してみます．抜糸後には遮光性のあるテープ（マイクロポアテープ）を貼付して創面を保護することもお勧めです．もし発赤や肥厚化の兆候がみられたら，早期にシリコンジェルシート（シカケア）等をあて，圧迫効果により瘢痕化を防ぐ方法をとります．他には，副腎皮質ステロイド含有テープ（ドレニゾン®テープ）の貼付や副腎皮質ステロイド皮内注射（ケナコルト–A®注射）を打つ方法もあるので，そのような患者さんがおられたら，形成外科に紹介してみてください．

4）外傷後色素沈着症

　　特に擦過傷等面状の創面では，皮膚内の色素細胞がメラニン産生を増して，色素沈着症を起こします．よく女性患者の外傷痕の褐色調色素斑が，半永久的に残り，コンシーラー等で隠せない場合，形成外科医の出番となります．褐色系の色素に吸収率のあるレーザーを用いたレーザー治療を選択します．レーザー治療もかなりの種類があります．そうはいうものの，レーザー後色素沈着症の副反応もありますので，まずは，皮膚の新陳代謝（ターンオーバー）を亢進してメラニン排出を促すような保存的治療法，例えばトレチノイン療法（ビタミンA誘導体外用薬）からはじめる場合もあります．

⑤ 患者フォローアップのポイント

　　1〜2カ月のうちは創痕の発赤が強く，半年から1年かけてようやく瘢痕は成熟してきます．見た目の傷が完全に落ち着くのも，このくらいかかります．この間は，創痕部皮膚の色素細胞もメラニン色素産生が活発なため，色素沈着をきたしやすく，特に整容的意識が強い患者さんには，色素細胞のメラニン色素産生を抑える目的でビタミンC，E剤（シナール®配合顆粒，ユベラ®錠）を処方することもあります．もちろん，紫外線には要注意です．

　　また，最初の1〜2カ月のうちは，真皮層以深の線維化が過剰に起こることがあり「しこりができた」ように感じることもあります．瘢痕と同様，半年から1年かけて成熟化することが一般的ですが，もし2〜3カ月経っても増悪する場合は，形成外科医に相談してみてください．幸い，顔は肥厚性瘢痕やケロイド化の好発部位ではありませんが，発生する可能性はゼロではありませんので，可能性はお話しておきましょう．肥厚性瘢痕やケロイドはその兆候（発赤や肥厚化など）がみられた段階で治療をすれば防ぐことも可能です．治療に遅れが出ないよう，早めに形成外科医に紹介してみてください．

まとめの自己採点（形成外科編）

　　以上，本稿では若年女性の顔面外傷に対して形成外科領域の対応をみてきました．局所麻酔を使用し，創の部位や形状をしっかりと把握しましょう．皮膚直下の重要構造物の合併損傷の可能性があれば，形成外科に紹介する必要性大です．また，自分で縫合することを決断したら，なるべく瘢痕を残さないよう丁寧に縫合しましょう．いくつか要点を挙げましたね．診療所に絹糸のみしか置いてない等，適切な縫合糸がなければ無理に縫合せず，テープ固定（ステリストリップ）で創縁を寄せる対応でもかまいません．どうしても残ってしまった瘢痕や瘢痕拘縮は，二次的に形成外科医ができる限りきれいにしますので，経過観察中に肥厚性瘢痕やケロイドの兆候がみられれば，早目に相談してください．

一人診療所で，

☑ 創内・創直下の重要構造物の合併損傷に気づき形成外科紹介の判断ができる

→ 初期研修医レベル！

☑ 外傷初療において縫合糸痕（stitch mark）を残さずに縫合ができる

→ 総合診療医レベル！

☑ 創治癒経過で変形や瘢痕化傾向が強い場合の，外傷後瘢痕の治療ができる

→ 形成外科医レベル！

沖縄の離島診療所（島には医師一人）でのリアルワールド

「創洗浄は，感染防止の観点からも，また創内異物を残さないようにするためにもきわめて重要」

22歳，女性．観光で島に訪れていた．宿泊場所で外に見えるきれいな景色を見るために，走って外に出ようとしたところ，ガラス戸があるのに気がつかず，激突，ガラス戸は粉砕，本人はガラス片で20カ所以上の擦過傷を負い，島の診療所を受診した．対応した医師は，局所麻酔をしっかり効かせて観察し，1つ1つの傷を丁寧に洗浄，5-0と6-0の針付きナイロン糸で一次縫合を行った．翌日，本島の形成外科へ紹介となった．

〈本村和久〉

文　献

1) 菅原康志：顔面新鮮外傷の処置．形成外科，42巻増刊号：S25-S30，1999
2) 上田和毅：縫合糸・縫合材料の選択．形成外科，42巻増刊号：S83-S87，1999
3) 「スキル外来手術アトラス 改題第3版」（市田正成/著），文光堂，2006

プロフィール　**高橋卓也**　*Takuya Takahashi*

徳之島徳洲会病院，医療法人福和会南横浜さくらクリニック，医療法人社団研精会箱根リハビリテーション病院
専門：形成外科
離島医療，地域医療，リハビリテーション医療に従事．趣味は，艦船や航空機のプラモデル/ダイキャストモデル製作，天体観測，トライアスロン/マラソン参加．年に1回の予備自衛官（医官）招集訓練にも駐屯地に出向く．昨年度訓練では体力検定一級（年代別1位），射撃検定一級（拳銃部門1位）の二冠を果たす．

じわじわ出血する
―不正性器出血（産婦人科）

山口純子

Keyword ▶ 妊娠の可能性 妊娠反応検査 経腹エコー検査

● はじめに

　不正性器出血の患者さん，どうしますか!? ―どうもしない？ あなた，ダメGP!！とは，いいませんが，地球上に女性は35億．あなたの診療所が「女性お断り」とでもうたってない限りは，患者さんの半分は女性ですよね．本当はどうにかしたいと思っている方も，いらっしゃるのではないでしょうか？

　もちろん，不正性器出血の場合，患者さん自身も産婦人科を直接受診される方がほとんどです．最初から診療所を受診されることは少ないかもしれませんが，他の症状で受診した際に相談されることなどは時々あるのではないでしょうか？ そんなとき，診療所でもできることを一緒に考えてみましょう．

> **今回の患者さん**
>
> 24歳女性，感冒症状のため受診．診察の終わりに差しかかったとき…
> 患者「実は，生理の後から，ちびちび出血があるんですよね〜，風邪のせいでしょうか？」

① 診断はどうなる？ 〈GPの思考回路〉

　風邪のせいってある〜!? それより，昔から「若い女性をみたら妊娠と思え！」っていうし，やっぱりまずは妊娠反応でしょ!！

> G先生：あのー，念のため聞きますが，妊娠の可能性はありますか？
> 患者：え〜，妊娠？ だって，2週間くらい前に生理ありましたよ．
> 診察室：シーン…

● 産婦人科医より

a) 妊娠の可能性を考える

妊娠の可能性を考えたG先生，そして読んでいるあなた，バッチリです．「若い女性を見たら，妊娠を考える」，昔からいわれていますが，もちろん今でも活きる大事な考え方です．

でも，この患者さん，月経があったといっています．こうなると，妊娠反応検査させてくださいといいにくくなってしまいますね．

産婦人科では必ず，その月経は本当に月経か？と考えます．

> 産婦人科医：2週間前の生理はいつも通りの量と期間でしたか？
>
> 患者：そういわれると，いつもよりちょっと短くて，量も少なかったんですよね．生理が終わったと思ってからも，ちびちび出血するんですよね〜．体調も悪かったから，そのせいかな〜と思って…
>
> 産婦人科医：生理と思っていたら，実は妊娠初期の出血だったということは時々あるのですが，本当に妊娠の可能性はありませんか？
>
> 患者：…あるかもしれません．

はい，きました！

これまでに妊娠したことのない若い女性は「**妊娠の可能性**」というものが頭にないことも，よくあります．妊娠は遠い世界のことだと思っていると，月経の異常に気づいていなかったり，風邪をひいたと思っていたら悪阻（つわり）だったり，というのもあるあるネタです．最近の生理（最終月経）がわからない，腹痛で救急外来受診したら陣痛発来でそのまま分娩になりました，という冗談のような本当の症例もありました．

b) 問診のポイント

産婦人科の問診って難しいですよね．月経の様子，妊娠・出産の有無はもちろん，性交経験の有無など，女性の超プライベート満載です．産婦人科の診察室であっても，いきなり面と向かって話し出すのは難しい内容も多いので，問診票を用意しておいて記載してもらうことが多いです．あなたの診療所に問診票があれば，最後の方にでも簡単な質問を用意しておくのがよいかもしれません．

【問診表の例】
- 現在妊娠している，または妊娠の可能性はありますか？ はい or いいえ
- 現在，授乳中ですか？ はい or いいえ
- 1番最近の月経（生理）はいつですか？ ○月○日
- 月経周期は何日ですか，月経は順調ですか？ ○日周期　順調 or 不順
- これまでに妊娠・出産の経験はありますか？ はい（妊娠：○回，分娩：○回）or いいえ
- 他に心配なことはありますか？

妊娠の可能性や授乳の有無などは，予防接種の問診票にあるくらいなので，処方や検査のた

めに必要であると患者さんも理解できます．ただ，妊娠が頭によぎらない方のために，月経の様子も簡単にでも聞けるとよいですね．意外と自身の月経を把握してない方もいらっしゃいます．「そういえば，しばらく生理きてないかも!?」みたいなことも時々あります．また，悪阻の症状は「炊飯器を開けたら，ウッ…バタバタバタ（トイレへ）…もしかして，妊娠!?」みたいなドラマのようなものは多くなく，眠気，倦怠感，食欲の変化（減退するだけでなく増強することも）や嗜好の変化（トマトやフライドポテトばかり食べてしまう）などもあります．少し体調崩したかな？程度の方や，症状としてほとんど感じない方もいらっしゃる反面，食事摂取困難となり高度の脱水状態で入院が必要な方など，かなり個人差が大きいものです．やはり妊娠経験のない方は，妊娠初期の出血や悪阻の症状に気づきにくいものだったりします．産婦人科でも，よくよく話を聞くと，実は…というのは多いので，丁寧な問診が必要となります．切り出しにくい話題ですが，問診票を確認するようにすれば，自然な流れで進めていくことができます．詳細に話を聞く必要がある場合，患者さんが話しにくそうにしている場合は聞き手をバトンタッチする，または聞く場所を変えてみるなどの配慮が必要です．

> 診察室の続き…
> G先生：妊娠していると内服しない方がよい薬もあるので，念のため，妊娠反応検査してみましょうか？
> 患者：お願いします．

c）妊娠反応検査

やっと，検査まで辿り着いた〜，でも，妊娠反応検査ってどうやるの!?と，ドキドキしていたら，スタッフがあっさりやってくれました．あ〜，よかった．

一般にいう妊娠反応検査は尿中のヒト絨毛性ゴナドトロピン（hCG）というホルモンを検出する定性検査です．尿中hCGが25 IU/L前後で陽性となり，妊娠3週後半から4週に入ると陽性となります．やり方は，患者さんに採尿してもらい，検査紙を浸し，数分後に判定と，とてもシンプルです．製品によって多少の違いはありますが説明書どおりにやれば大丈夫です（図1）．

なお，この患者さんの結果は陽性でした（図2）．

❷ 処方・処置はどうする？〈GPの思考回路〉

やっぱり，「女性を診たら妊娠を思え！」は大事だな〜[1]．

ちょっと，エコーもしてみよう．研修医の時，産婦人科の先生がしてるのを見たことあるし…，簡単そうだったし…，あれ？でも子宮がどこにあるか，よくわからない（汗）．

> 患者：先生，どうなんですか？
> G先生：う〜ん，よく見えないんですよね．
> 患者：出血もしてるし，見えないって，もうダメってことなんですか？シクシクシクシク…
> 診察室：シーン…

① 試験紙をパッケージから取り出します.

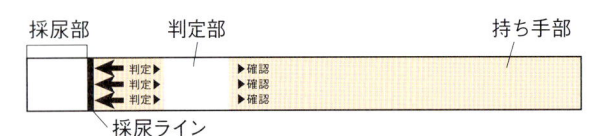

採尿部　　　判定部　　　　　　　　　　　持ち手部

採尿ライン

② 採尿カップに採った尿に, 試験紙をラインまで数秒間浸します.
③ 判定部を上にして, コップの上に試験紙を置きます.
④ 数分後に判定です.

陽性⊕:判定部に2本ラインが出ます(判定ラインとコントロールライン)

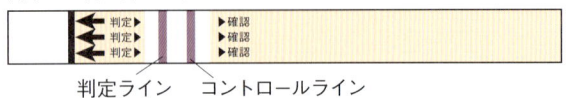

判定ライン　　コントロールライン

陰性⊖:判定部はコントロールライン1本だけです

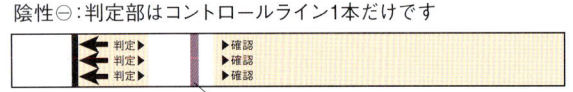

コントロールライン

図1◆尿hCG定性検査の方法

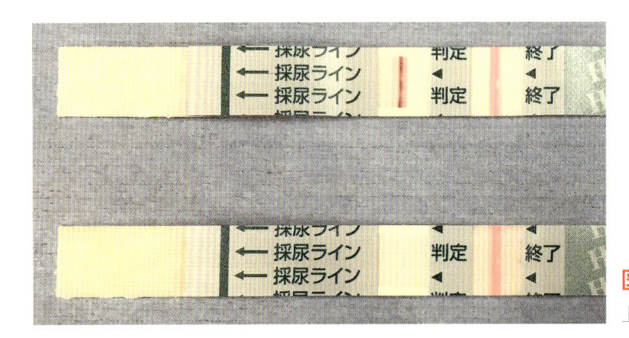

図2◆尿hCG定性検査の結果判定
上)陽性, 下)陰性.

● 産婦人科医より

a) エコーでの抽出のしかた

　G先生, 経腹エコーにトライしようというその心意気は素晴らしいですね!!

　でも, 妊娠初期の経腹エコーは難しいことが多いです. 妊娠週数が進むと子宮が大きくなり経腹でも見やすくなってきます. もちろん肥満の有無や腸管ガスの有無などに左右されます. 胎嚢自体の大きさにもよるので, ある程度週数が進んでいて, 条件がよければ, 経腹でも子宮内の胎嚢を確認することができます. 尿を溜めてもらって膀胱内を充満させてみたり, 腰の下にタオルを敷いて, 骨盤高位にしてみたりすると描出しやすくなることもあります(図3).

　エコーで胎嚢は周囲に高エコー帯がとり巻く低エコーの円形〜楕円形として確認できます. 内部に卵黄嚢, 胎芽(胎児), 心拍が確認できると間違いありません(図4). 胎嚢が不整形であったり, 高エコー帯がはっきりしない場合, 異所性妊娠でみられる偽胎嚢の可能性があるので注意が必要です.

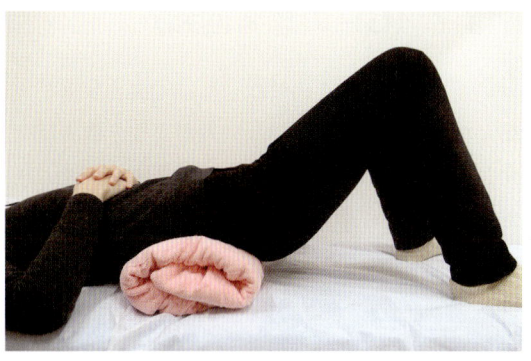

図3◆骨盤高位

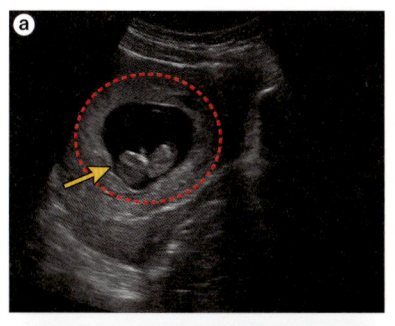
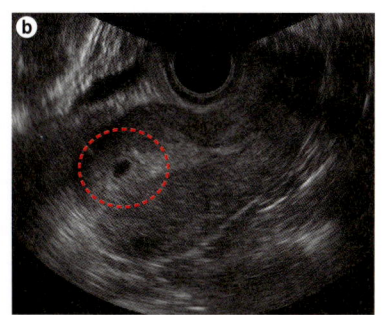
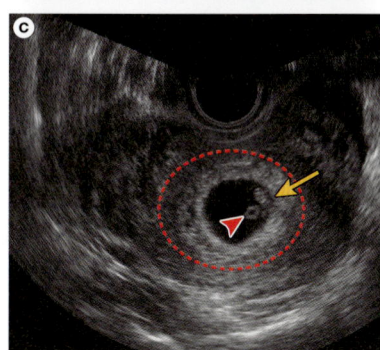

図4◆妊娠初期のエコー所見
a) 経腹エコー（8週）．⬭：胎囊，⬌：胎児．
b) 経腟エコー（5週）．⬭：胎囊．
c) 経腟エコー（7週）．⬭：胎囊，▶：卵黄囊，⬌：胎芽（胎児）．

　子宮内に胎囊，さらに胎児心拍が確認できると，患者さんも少し安心できますね．また，子宮内の妊娠が確認できると，異所性妊娠の可能性がほとんどなくなり，医師側としても安心できる瞬間です．

b) エコーで確認できないとき

　ただ，経腹エコーでは確認できないことの方が多いかもしれません．妊娠反応陽性だけど胎囊が確認できないとき，3パターンの可能性を考えます．まずは，正常妊娠のごく初期という可能性（つまりまだ見える時期ではないということですね），それから流産の可能性，そして異所性妊娠の可能性があります．

　出血があったからといって，必ずしも流産となるわけではなく，まだごく初期のため見えないだけかもしれないことを説明し，必要以上に不安をあおらないようにすることも大切です．

❸ 専門医への紹介は？〈GP の思考回路〉

> G先生：自分がエコーでうまく出せないだけのような気がするけど…そうそう，確か子宮外妊娠とかも考えないといけないんだよな．腹痛はないようだけど，妊娠反応陽性で出血があるからには，早めに産婦人科に受診してもらう方がよいに決まってる．そうだ，紹介状書こう！！

● 産婦人科医より

そうそう，G先生，その通りです．妊娠反応陽性で子宮内に胎嚢が確認できない場合，3通りの可能性を考えるのでしたね．子宮外妊娠を現在は**異所性妊娠**と呼び，破裂すると出血性ショックとなる，母体の緊急疾患です．妊娠反応陽性で胎嚢が確認できない場合，すなわち異所性妊娠を否定できない場合は，すみやかに産婦人科医を受診するように促しましょう．できることなら，その足で同日に受診するのが望ましいですが，難しい状況で一旦帰宅となっても，出血の増加や腹痛の出現がある場合には，夜間でも産婦人科のある救急病院に受診するように説明しておきます．

❹ 専門医が行うこと〈専門医の思考回路〉

1）診察

産婦人科では外陰部の診察および経腟的診察を行います．外陰・腟内を診察し出血源を同定し，経腟エコー検査では，経腟プローブで子宮腟部に直接アプローチできるので子宮内はもちろん，骨盤内の観察にもかなり有利な状況になります．

妊娠反応陽性で出血がある患者さんに対してはまず，外陰の診察，そして腟鏡診（産婦人科道具といえば腟鏡，いわゆるクスコですね！！）を行い，出血源の検索を行います．外陰，腟内に出血性の病変（例えばポリープなど．意外と痔核からというものもあったりします）がなく，子宮口からの出血が確認できた場合は子宮内腔からの出血ということになります．妊娠初期の子宮内腔からの出血だと，切迫流産や絨毛膜下血腫などの可能性があります．切迫流産の頻度は高く，4〜5人に1人は妊娠の初期に点状出血もしくはより多量の出血を経験します．その約半数が実際に流産となり，**流産の確率は全妊娠の15％程度と，実はかなり高いのです**[1]．また，妊娠初期の出血の原因として，胞状奇胎があります．俗に「ぶどう子」とも呼ばれていた妊娠組織（絨毛組織）が嚢胞状に異常増殖する病態で，侵入奇胎，絨毛癌と移行する可能性があるため必ず産婦人科専門医での管理が必要です．

2）経腟エコー検査

次に，経腟エコー検査を行います．経腟エコーでは経腹エコーより早い時期から子宮内の胎嚢を観察できます．妊娠4週前後から胎嚢が確認でき，妊娠5週前半にはほぼ100％確認できるようになります．それから胎嚢内に卵黄嚢が出現し，妊娠6週後半には胎芽と心拍が確認で

きるようになります[2].

　また，経腹エコーでも，5週頃から胎嚢が確認できるようになり，妊娠6週後半には，ほとんどの症例で確認できるようになります．妊娠8週頃にはほとんどの症例で胎児心拍を確認できます[2]．しかし，子宮内妊娠を確実に診断するための詳細な観察には被検者の状態（肥満や腸管ガスの有無）や検者の技量，エコー機器の性能などが影響してくるので，必ず見えるとまではいいきれません．G先生のように，経腹エコーで確認できない場合，正常妊娠ではないと判断する前に必ず経腟エコーをする，もしくはできる施設へ紹介しましょう．

a）胎嚢を認めた場合

　子宮内に胎嚢を認め，子宮内妊娠が確認できると，異所性妊娠の可能性はほとんどなくなり（異所性妊娠の頻度は全妊娠の1〜2％程度），胎児の心拍を認めると医師も患者さんも一安心です．しかし，生殖補助医療の発達により子宮内外同時妊娠が増加しているため，骨盤内の精査も必ず行います．

b）胎嚢が確認できない場合

　子宮内に胎嚢が確認できない場合は，妊娠ごく初期，異所性妊娠の可能性，完全流産後の可能性があります．必要に応じて，血中hCG定量検査を行います．妊娠組織は血流が豊富で，異所性妊娠は破裂すると出血性ショックとなり母体の生命を脅かすこともあります．子宮内妊娠を確認できるまでは慎重な経過観察が必要で，患者さんにもその可能性を伝え，出血増量，腹痛増悪時にはすぐに受診するように説明します[3]．

❺ 患者フォローアップのポイント

　子宮内妊娠が確認できたら，1〜2週間ごとに胎児の発育を観察し，8〜11週頃（胎児の頭殿長が11〜41 mmの時期）に分娩予定日を決定します．以後は妊婦健康診査（妊婦健診ですね！！）をスケジュールに沿って行っていきます．

● まとめの自己採点（産婦人科編）

　以上，本稿では不正性器出血〜妊娠していた場合の対応をみてきました．尿hCG定性検査や経腹エコーなど手技自体はそんなに難しいものではないと思いますが，産婦人科の問診を詳細に行い，妊娠の検査を提案する，そこまでがとても難しいかもしれません．患者さんにとっても同様に，不正性器出血があったとき，月経異常があったとき，産婦人科に行くぞ！！と決断するのが1番難しいのかもしれません．産婦人科の敷居はとても高く，不安を抱えながらもなかなか受診できず，早く来ればよかったという女性に多く出会います．たとえ産婦人科診察ができなくても，気軽に相談できて，産婦人科医と連携して今後の診断や治療をサポートしてくれる，そんな総合診療医が求められている気がしてなりません．めざせ！！総合診療産婦人科医！！

一人診療所で,

☑ 月経歴, 妊娠出産歴を含む産婦人科の問診ができ, 尿hCG定性検査ができる
　→ 初期研修医レベル!

☑ 経腹エコー検査を行い, 結果に応じて適切な説明, 紹介ができる
　→ 総合診療医レベル!

☑ 腟鏡を用いた診察, 経腟エコー検査で子宮内妊娠の診断ができ, 適切に紹介できる
　→ 総合診療産婦人科医※レベル!

☑ 正常妊娠, 異所性妊娠, 流産, その他妊娠初期の異常の診断と治療ができる
　→ 産婦人科医レベル!

➡ 沖縄の離島診療所 (島には医師一人) でのリアルワールド

「若い女性を見たら, 妊娠を考える」

　24歳女性が旅行中に腹痛を訴えて, 休日に来院. たまたま診療所にいた医師がひとりで対応. 玄関のドアがガンガン鳴って, 医師が飛び出ると, 若い女性 (夫同伴) が「お腹が急に痛くなって」というと同時に目の前で倒れ込んだ. なんとかベッドに移動, 血圧を測ると60/40 mmHg. 不正性器出血もあったらしいが, 意識は朦朧としていて詳しい病歴はとれない. 真っ先に異所性妊娠を疑い, 両上肢の正中に18ゲージで2本静脈確保, ラクトリンゲルを全開で点滴しつつ, 腹部エコーを実施. 下腹部で何かモヤモヤしたものが見えるが, エコーフリースペースを探すが「ない」. どうやら血腫が新鮮だとエコーフリースペースに見えにくいらしい[4]. 若い女性の急性腹症でショックとなれば, 「嘘でも異所性妊娠」としてよいと考え, 自衛隊ヘリコプター搬送を依頼, 産婦人科に搬送となった. 産婦人科来院時のヘモグロビン値は3台であったが, 患者さんは1週間で元気に退院できた. 今思い返しても冷や汗モノ, 助かってよかった.

〈本村和久〉

文　献

1) 「ウィリアムス臨床産科マニュアル 改訂第2版」(大高美子/訳), メジカルビュー社, 2014
2) 「これから始める!改訂2版 周産期超音波の見かた」(金井雄二/著), メディカ出版
3) 「産婦人科診療ガイドライン産科編2017」(日本産科婦人科学会, 日本産婦人科医会/編), 日本産科婦人科学会, 2017
4) Hinney B, et al：Diagnosis of early ectopic pregnancy by measurement of the maternal serum to cul-de-sac fluid beta-hCG ratio. Ultrasound Obstet Gynecol, 5：260-266, 1995

※　筆者が計画中である, 1年間程度の産婦人科研修を終了し, 産婦人科診療の担い手となり得る総合診療医をあえて「総合診療産婦人科医」と呼んでいます. (byしまうまプロジェクト, 地域医療振興協会とも連携していきます)

プロフィール　山口純子　*Junko Yamaguchi*

長崎医療センター　産婦人科
長崎県離島医療医師の会（もくせい会）　離島・へき地医療研究開発部

長崎県の壱岐という離島で生まれ育った島っ子です．島のお医者さんに今も昔もなりたくて，「From Womb-to-Tomb〜子宮から墓場まで〜」の気持ちで患者さんに寄り添うことができるような医師をめざしています．総合診療産婦人科医を育て，人口減少，少子高齢化の進む離島・へき地で継続可能な周産期システムを構築する，日本の地域医療を変えていきたいという野望に燃えています．「しまのうまれる」を守る，しまうまプロジェクトに興味のある方，また，産婦人科でなくても離島医療に興味のある方，ご連絡をお待ちしております．

目にゴミが入った
—結膜異物（眼科）

石井恵美

はじめに

　「目」って聞いただけで，なぜでしょうか？ 何もしていないときからもうすでに，自分には手に負えないなあと思わせてしまう，そんな感覚に陥りませんか？ 五感に関するものって，手出ししてかえって悪化させてしまったらどうしよう，という不安がよぎりやすいのかもしれません．本稿では，「目が痛い」について眼科的には遭遇頻度の高い異物の症例を参考に「目って聞くと拒否したくなるアレルギー」をぜひとも減らしていきましょう．痛みの原因が結膜異物であれば，あなたのその処置が，その場で救いになれることが多く，きっと眼科手技を習得する楽しさにつながっていくと思いますよ．

Keyword ▶ 　眼異物感　　結膜異物　　異物除去　　ふく行性角膜潰瘍（突き目）

> **今回の患者さん**
>
> 　35歳男性．年末年始，庭の雑草や伐採をしていたところ，何かが目に入ったような気がした．その後から，「右の目がゴロゴロして痛くなった」といって，目を押さえながら診療所にやってきた．

❶ 診断はどうなる？〈GPの思考回路〉

　よしよし，眼だな．先日買ったヘッドライトを使えば両手は使えるな．手袋をして，まずは痛くない方の眼から見てみよう．角膜よし，結膜もよし，眼瞼結膜もよし，あれ，なんでここは眼瞼結膜というのだろう？ 結膜は白い部分だよな…．あ，眼科は興味があるけど，いつもは貧血と黄疸，瞳孔しか見ていなかったな．反省…．

1）眼科医より

　　眼科の解剖は慣れていないとすぐに忘れてしまいますよね．それでは，GPの一人診療所で，対処可能な状況か否かを1つずつ確認していくこととしましょう．

　　まず，問題なく開眼でき視力がしっかりしていれば，そう急ぐことはありません．状況を判断するための問診をはじめましょう．痛みがひどく開眼が困難な場合は，患者さん自身，力が入っていることが多いので，問診に時間をかけすぎることなくペンライトや懐中電灯などで照らし，角膜，結膜の異物の状況を肉眼で確認しながら問診を行ってみてください．痛みが強く開眼が困難であれば，点眼麻酔薬を一滴してその間に問診します．麻酔が効いてくると開眼できるようになります．

　　来院までに患者さん自身で対処したことがあれば，確認しましょう．異物による損傷なのか，患者さんが無理にこすってできた二次的損傷なのかを見分けることができます．

　　本症例の場合，庭の伐採はどんな状況で，何をしていたのかを確認しましょう．植物の葉や木の枝，稲，麦の穂などが目を突いた場合には，**ふく行性角膜潰瘍**などのリスクも鑑別にあげる必要があります．どんなものが眼内に入った可能性があるか，機械使用中だったのか，素手で作業していたのか，によっても眼内に異物が飛び込むスピードがわかり，外傷の程度が推測できます．

2）角膜の観察

　　まずは角膜からみていきましょう．異物が角膜上にある場合には，スリットランプ（細隙灯）で処置をする必要性が高いので，見落としなく診ていきましょう．フルオレセイン染色をして，ブルーライト（眼底鏡など）で照らせば，角膜損傷は比較的容易にチェックすることができます．コンタクトレンズ使用中であれば，最初に外しておきましょう．コンタクトレンズが異物から守ってくれている場合があります．

　　割合は多くはないですが，植物の表面や土壌から異物が眼内に入った経過から数日経って，糸状菌感染（真菌）が起こりうることがあります．一般的な抗菌薬点眼で軽快しない場合は，糸状菌感染も念頭におきましょう．また，突き目で角膜びらんや角膜潰瘍などの傷がある場合，傷がない場合に比べて感染のリスクは高まります．緑膿菌感染のリスクも忘れずに．特徴は一般的な細菌感染に比べ，眼脂が多く，進行が速いことです．このような兆候がみられたら，眼科受診を勧めてください．

3）結膜の観察

　　次に結膜に異物がないか確認しましょう．まずは，下眼瞼結膜を下方に引っ張って異物を確認します．あっかんべー，の要領です．次には一番異物が入りやすい上眼瞼結膜の裏を確認します．異物がはりついていることが多い場所です．眼瞼の裏に異物が隠れていることもあるので，上眼瞼の翻転法はマスターしておくとよいでしょう．異物を除去した後は，上方視をうながすと自然に翻転した眼瞼は元に戻ります（図1）．

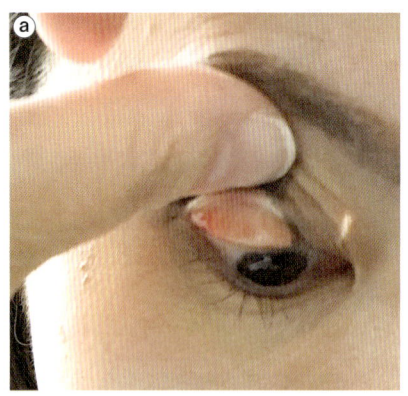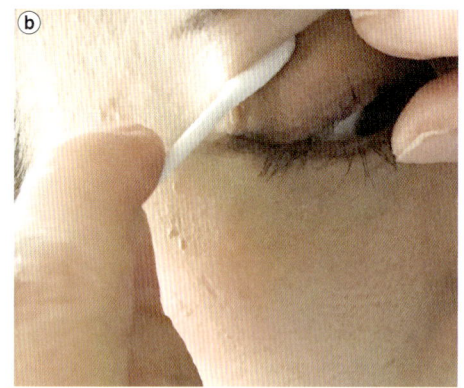

図1◆翻転のしかた

まず，「目を閉じずに下方を両眼で見ていてください」と指示をする．
a) 片手（この場合は左手で翻転）：人差し指を上眼瞼縁に平行にあて，下方奥（眼球側）へ押し込むようなイメージで，人差し指と親指でひっくり返す．
b) 両手（綿棒を使用して翻転）：両手を使う方がアプローチしやすく，綿棒を上眼瞼縁に平行にあて，逆の手でつまんでひっくり返す．

　　結膜にある異物も，フルオレセイン染色をすれば，異物が染色され浮き上がってみえるようになります．どんなに探しても異物が見つからない場合は，実はアレルギー性結膜炎による異物感かもしれません．結膜が乳頭状や濾胞状になっていればアレルギー性結膜炎です．

② 処方・処置はどうする？〈GP の思考回路〉

> 　　上眼瞼結膜に小さなゴミのようなものがあるぞ．瞬きをしてもとれないから，生食で流してみるか．生理食塩液100 mLに18G針をつけて洗浄を試みるも，ゴミは動かない．次はどうしよう．鑷子がいいだろうか．それともまずは綿棒で試してみるかな．患者さんは寝た方がよいだろうか，それとも座ってもらった方がよいだろうか．スリットランプは研修した病院にはあったけど，あんまり使ったことはなかったな…．

1）結膜異物の除去方法

　　開眼が問題なくできる場合，結膜の異物除去の際には点眼麻酔薬は必要ありません．異物が除去できれば異物感やゴロゴロ感が消失するので，麻酔をしていなければ症状の改善がすぐにわかります．眼科の診察は通常座ったまま行い，そのまま処置に移行していますが，患者さんは自分の目に先端が鋭利な器具が迫ってくるので自然に頭がスリットランプから離れていってしまいます．頭が離れるとピントがずれるので，異物も確認しづらくなってしまいます．患者さんの頭を固定する意味でも，後方から頭をおさえてくれる人がいるといいです．いない場合は，「頭をスリットランプから離さないでね」と声がけしながら処置を行います．できる限り座位でスリットランプで確認しながらの処置がおススメです．小児の場合は，ベッドに仰臥位に寝てもらって，タオルなどでくるんであげて頭があまり動かないようにして，手持ちスリット

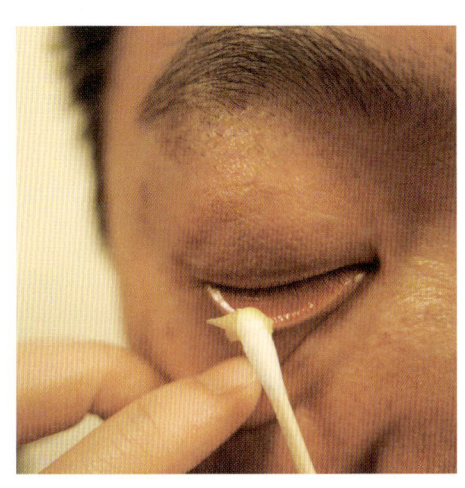

図2◆眼軟膏塗布のしかた

下眼瞼結膜を下方にあっかんべーをして引っ張り，そこに綿棒の上に乗せた軟膏を入れる．瞬きをしてもらうことで，角膜全体に軟膏が行き渡る．
〔画像提供：Dr. Gry Berntzen（ノルウェーの離島医師）〕

で確認するのもいいですが，手持ちスリットをもつため片手しか自由にならず，かえって処置は難しくなってしまいます．スリットランプを時々覗いておいて，やはり慣れておくといいですね．

　今回のように，結膜に異物を認めた際は，綿棒をそっと押し当てながら除去します．栗のイガや毛虫の毛などの際には無鈎鑷子（ピンセット）がお勧めです．また，はっきり異物が確認できない際にも綿棒を使って，そっと眼瞼結膜の表面をなでてみることで，異物がとれることがあります．異物を除去した後は，生理食塩液で十分に洗眼をし，傷がある際には角膜保護剤と抗菌薬点眼を行いましょう．痛みが強い場合には，抗菌薬入りの眼軟膏を少し多めに塗布し（図2），ガーゼを多めにして圧迫すると痛みが軽くなります．

2）スリットランプの使い方

　スリットランプがあると，格段に異物を見つけやすくなります（テレビCMでおなじみのメガネ式ルーペもいいと思いますが…）．電源を入れて，患者さんに顔をのせてもらい，あとは顕微鏡をみる要領です．前眼部のなかでも，特に角膜と結膜だけなので，難しくはありません．フルオレセイン染色も一緒にしてみましょう．

③ 専門医への紹介は？〈GPの思考回路〉

　通常，結膜異物を除去した後は，軽度の角膜の傷の合併であれば数日で症状は軽快してきますが，2週間経過しても充血や異物感がとれない場合には，異物遺残や角膜損傷の可能性もあるので，眼科受診を勧めてください．紹介状に書いておくとよい内容では，受傷機転が大事になってきます．作業内容や異物の入り方によって，どこまで傷が及んでいるか，ある程度想像することができるからです．また，初診時の角膜損傷の有無もわかれば記載していただけると助かります．もちろん，角膜や結膜の治癒を阻害するリスクはあるか，普段からステロイド内服や点眼，糖尿病の既往があるか，なども重要な情報です．

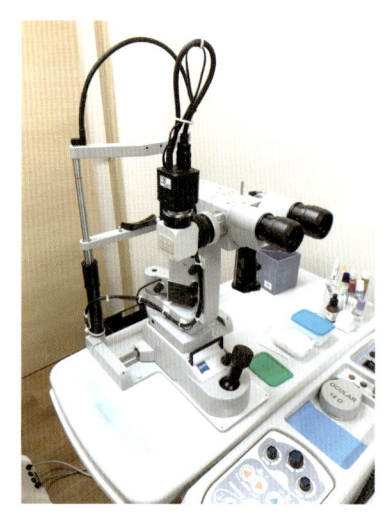

図3 ◆ スリットランプ

④ 専門医が行うこと 〈専門医の思考回路〉

1）結膜と角膜のチェック

　結膜異物の残余がないか，スリットランプ（図3）越しに，上下の眼瞼結膜をチェックします．次に，角膜異物および角膜損傷がないか確認します．結膜異物の種類や部位によっては瞬きでも角膜の傷をつくっている場合もあります．通常は，フルオレセイン染色にて，スリットランプの青色光で角膜損傷や異物を確認しています（ちなみに，フルオレセイン染色は染色紙に生理食塩液を数滴垂らして使用すると染色しやすいです）．その際には傷だけでなく，BUT（tear break–up time）という涙液層の破壊時間やその出方の様子もチェックしてドライアイがないかも確認しています．もし，角膜潰瘍があり，糸状菌感染を疑う場合は，潰瘍の縁の角膜の実質部をナイフや注射針でこそぎ落とすように検体をとり，鏡検や培養に提出します．

2）角膜に異物を認めた場合

　角膜に異物があり処置をする際には，点眼麻酔薬を使用します．角膜に鉄粉，鉄片のサビが角膜実質部位に残存している際には，異物針で可能な限りサビを除去します．角膜の厚さは約0.5 mmで，5層（角膜上皮，ボーマン膜，角膜実質，デスメ膜，角膜内皮）にわかれています．深く掘りすぎると，角膜穿孔をきたすリスクがあるので，フルオレセイン染色を適宜使用し，角膜実質深くまで一気にこそぎ落としすぎないよう注意をしながら処置を行います．結膜異物が視力に支障をきたすことは考えにくいですが，角膜異物の場合は角膜の部位によって支障をきたす場合があります．また，サビなどの角膜実質への付着は，角膜混濁を生じることもあり，傷の回復後には視力検査で見え方への影響を確認しています．点眼薬は，角膜に傷（表層角膜炎）があれば角膜保護剤のヒアルロン酸点眼薬と，細菌感染の合併が多いため抗菌薬点眼も処方しています．

> **コラム：コンタクトレンズの注意点**
>
> 　コンタクトレンズの使用が長時間行われているような場合は，角膜の痛覚が低下していることがあり，角膜に傷があっても痛みを感じない場合があり，注意が必要です．実際に，コンタクトレンズにはさまざまなタイプがありますね．1日，2週間，1カ月，1年なんてタイプもあります．うっかりして，1年タイプのソフト・コンタクトレンズをフルオレセイン染色で染めてしまうと暗闇でレンズが光る状態になってしまうので，当たり前ですがレンズを外して染色しましょう．急いでいると，患者さんもすっかり忘れていた，なんてこともあります．ちなみにハード・コンタクトレンズは染色しても問題なく使用できます．ちなみに，1dayタイプのソフト・コンタクトレンズは一度外したものは，使用できません．目の異物をみてほしいと診療所に連絡があった際には，コンタクトレンズ装用中の患者さんには，普段使用している眼鏡を持参してもらいましょう．意外と盲点なのです．

❺ 患者フォローアップのポイント

　基本的には結膜異物は異物がしっかり除去できて，その後の感染などの問題がなければ，定期的なフォローアップの必要性はありません．しかし，緑膿菌による感染の場合には，抗菌薬の点眼を行っても，異物感や充血，眩しさ（羞明）や眼痛がかえってひどくなることがあるので，その際には眼科の受診を勧めてください．緑膿菌感染の場合，眼脂は一般的な細菌感染よりも少ない特徴があります．また，異物が入ってから，かなり時間が経って自覚症状が出現してきた場合には，糸状菌感染も考える必要があります．抗菌薬の点眼を行ったにもかかわらず，炎症がすみやかに改善しない場合には，躊躇せず眼科受診を勧めてください．また，コンタクトレンズ装用やステロイド点眼を長期に使用していたりする場合は，日和見感染としてカンジダ感染を考慮する必要があります．

● まとめの自己採点（眼科編）

　以上，本稿では目にゴミが入ったときの対応について，一緒に考えてみました．結膜や角膜の観察は，「痛み」という症状が目の問題であれば，消炎鎮痛薬を漫然と処方するのではなく，異物という原因を特定し，除去しさえできれば，その場ですみやかに楽にできるのです．また，スリットランプは組織や病理の授業で顕微鏡を使ったことを思い出して，マクロな普段の世界では見つけにくいものをミクロの視点で捉える武器です．ドラえもんの世界でなく，実際にあなたの目の前にある武器として使えば，必ずや「目って聞いただけで思考停止」にならず，自分で対処できることなのか否かを教えてくれる手放せない仲間になるでしょう．

一人診療所で，

- ☑ 眼異物の有無を判断し，除去できうるものは除去できる
  - → 初期研修医レベル！
- ☑ スリットランプで結膜異物を除去し，角膜の傷の有無を判断できる
  - → 総合診療医レベル！
- ☑ 角膜異物の鉄粉などのサビの除去ができる
  - → 眼科医レベル！

➡ 沖縄の離島診療所（島には医師一人）でのリアルワールド

「上眼瞼の翻転法はマスター」

　30歳，女性，特に既往なし，目に何か入ったと来院．角膜，下眼瞼結膜には異物なし．角膜の傷をフルオレセイン染色で確認したが，異常はなかった．上眼瞼結膜を翻転[1] したところ，異物を確認．綿棒で慎重に除去したところ，違和感は消失，症状が残るなら再来を指示して帰宅とした．異物はとことん探すことが重要と再認識した．

〈本村和久〉

文　献

1)　Fraenkel A, et al：Managing corneal foreign bodies in office-based general practice. Aust Fam Physician, 46：89-93, 2017

2)　「イラスト眼科 第7版」(渡邉郁緒, 新美勝彦 / 著)，文光堂，2003

3)　「内科医のための やさしくわかる眼の診かた」(若原直人 / 著)，羊土社，2017

4)　「ジェネラリストのための眼科診療ハンドブック」(石岡みさき / 著)，医学書院，2015

プロフィール　石井恵美　*Emi Ishii*

やくも診療所
漢方専門医
医学部卒業時，いずれ漢方を駆使したかったので内科に入り身体を学ばなくてはと思っていました．が，そのときはなぜだかわからなかったのですが，内科の1つの専門を選択することにとても抵抗が芽生えてしまいました．結局眼科医として目から始めました．目が痛いにも医師として早い段階からでも処置ができることも魅力的でした．その後，目は目だけでなく重要な身体の一部として目を捉えていきたいと思い，内科研修の後，漢方専門医として，現在は，患者さんの病気だけでなく患者さんの人生に目を向ける，そんな診療をめざしながら，患者さん一人ひとりから育ててもらっていると実感しています．医師って楽しいなあと今は思っています．皆さんも，楽しんで医師である自分をぜひとも謳歌していきましょう．

耳が痛い
―中耳炎と鼓膜切開（耳鼻科）

飯塚 崇

● はじめに

　　耳のことわざ，ってなぜかおもしろいものが多いですよね．「壁に耳あり障子に目あり」，「耳に胼胝ができる」，「馬の耳に念仏」…．あんまりいい使われ方はしていませんが，それほど敏感で，気をつけなければならない重要な部分だということでしょう．「右の耳から左の耳に抜ける」なんて諺は，耳鼻科医は絶対に思いつかないものです．本稿では耳痛の鑑別と中耳炎の治療，専門医への紹介のタイミングを中心に，皆さんと一緒に考えてみたいと思っています．

Keyword ▶　　急性中耳炎　　耳管機能障害　　急性外耳炎

> **今回の患者さん**
>
> 　4歳，男児，数日前から鼻汁，咳が出ていた．朝から「右の耳が痛い」といってお母さんに連れられて診療所に来られました．

① 診断はどうなる？〈GP の思考回路〉

　　体温は36.7℃，鼻水をすすっていた．少し泣いている．最近耳掃除はしていないとのこと．右耳をおさえてはいるが耳介に発赤腫脹はないな．えっと，耳鏡，耳鏡．ライトがつくかな？右耳を診ると鼓膜が発赤して，うーん，これは膨隆かな．一部，白色の浸出液が溜まっているかもしれないな．左耳は発赤も腫脹もなく，浸出液もなし，よしよし．まあ，4歳の子どもで，風邪のあとに耳が痛くなったときたら，普通は急性中耳炎だろう．

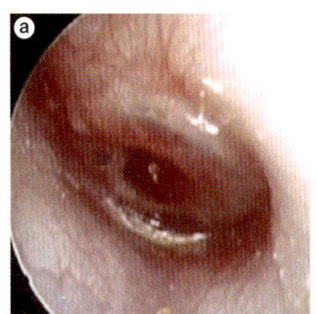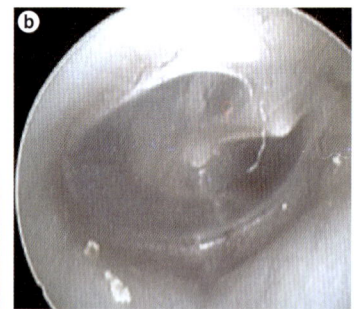

図1◆ 正常鼓膜と軽症急性中耳炎の比較

鼓膜を診察してみて，やや赤いような気がするが正常な気もする，というときもあるかもしれない．そのときは左右差を見るとよいだろう．耳痛が出たばかりの初期の軽症中耳炎では軽度の発赤と少量の浸出液のみしか認めない（ⓐ）．正常側（ⓑ）と比べるとⓐが赤いのがわかるだろう．

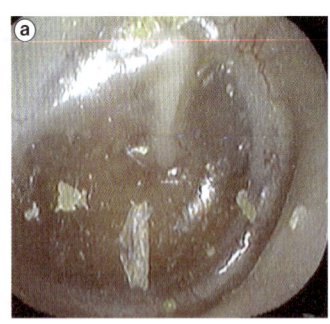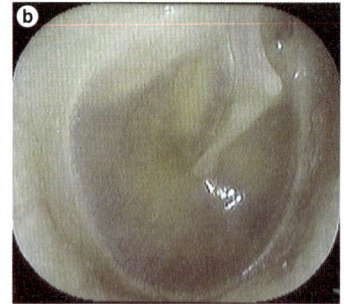

図2◆ 滲出性中耳炎

鼓膜の内側（鼓室）に浸出液がたまっている状態．水平面が見えたり（ⓐ）空気のたまりが確認できたときは診断がしやすいが，浸出液がいっぱいで空気が入っていないとき（ⓑ）はわかりにくいこともある．鼓膜の透過性にて診断する．

● 耳鼻科からのコメント

　では，まずはしっかり診断するところから一緒にみていきましょう．皆さん，鼓膜が軽度発赤しているだけでは急性中耳炎の診断にはならないことは知ってましたか？ 膨隆や中耳貯留液が確認できないと，急性中耳炎と診断してはいけないことになっています．また，泣いたり，発熱しているときにも鼓膜は軽度ですが発赤がみられることがあります．痛い方の耳があまり赤く見えなくても，正常側と比べてみると発赤しているのがわかることがありますので，必ず左右差を診ておきましょう（図1）．鼓膜所見は診断および重症度判定に必要不可欠であり，そのなかでも膨隆が最も高頻度にみられ，また滲出性中耳炎（図2）との鑑別に有用な所見とされています．

　次に，耳鼻科医が診る場合の鼓膜所見にも焦点を当てて説明していきましょう．

　鼓膜所見：鼓膜は発赤し，一部膨隆していた（図1a）．

　実は，鼓膜所見をとるのは，なかなか難しいものです．筆者は外科から耳鼻科に転向しましたが，耳鼻科に入局した当初は，子どもの鼓膜をしっかりみることは至難の技でした．抱っこ

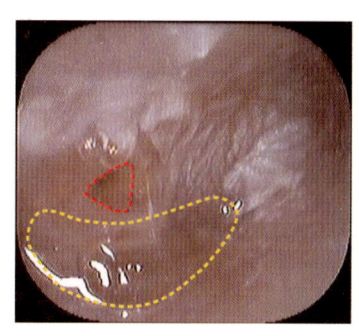

図3 ◆ 鼓膜穿孔
◯：穿孔，◯：耳だれ．

のしかたも教わりました．ちなみに，皆さんがもっている耳鏡ではどのくらいの視野がとれますか？ よく教科書に出てくる鼓膜の写真は，耳鼻科のカメラで撮ったものですから，あそこまでしっかりは見えないと思います．鼓膜をスケッチしようとしても，どうスケッチすればいいか，最初はわかりませんでした．眼科の眼底所見と一緒ですね．

a）特徴的な所見

鼓膜はまず，つち骨付着部から発赤します．次に鼓膜輪（鼓膜辺縁）に広がり，鼓膜全体に広がることもあります．貯留液は初期には底部のみに溜まりますが，量が増えると鼓室内（中耳腔）を占拠します．重症例では膿性の貯留液が鼓室内を占拠し，鼓膜全体が腫れます．さらに膿が溜まると鼓膜穿孔し，耳垂れが外耳道に出てきます（図3）．穿孔は鼓膜の下半分に多いです．

b）耳垢が多くて鼓膜が見えない！

また，耳垢が多く，鼓膜が見えないこともあると思います．簡単に耳垢が除去できればよいのですが，嫌がって動いてしまう幼児は外耳道を傷つけてしまう恐れがあるので，大人と違って無理はしないほうがよいでしょう．外耳道を傷つけてしまうと想像以上に出血するので鼓膜がさらに見えなくなってしまいます．鎮痛薬のみ処方して耳鼻科受診を勧めてください．

② 処方・処置はどうする？〈GPの思考回路〉

よし，小児の急性中耳炎のガイドラインがあるぞ．それに沿って，処方を考えてみよう（表1）．

今回は，耳痛：2点（高度の持続性耳痛），発熱：0点（37.5℃未満），啼泣・不機嫌：1点（あり），鼓膜発赤：2点（つち骨柄あるいは鼓膜の一部の発赤），鼓膜の膨隆：4点（部分的な膨隆），耳漏：0点（なし）であり，計9点で中等症だ．鼓膜は発赤し，一部膨隆していることから抗菌薬投与だ．もともと元気な子なので，アモキシシリン（サワシリン®）高用量3日間投与して，3日後の再受診を勧めよう．鼻汁も多量であったのでカルボシステイン（ムコダイン®）も併用し，疼痛時用に，アセトアミノフェン（カロナール®）を処方しておこう．

表1 ◆ 急性中耳炎の重症度分類

耳痛	：0（なし），1（痛みあり），2（持続性の高度耳痛）
発熱（腋窩）	：0（37.5℃未満），1（37.5℃から38.5℃未満），2（38.5℃以上）
啼泣・不機嫌	：0（なし），1（あり）
鼓膜発赤	：0（なし），2（ツチ骨柄あるいは鼓膜の一部の発赤），4（鼓膜全体の発赤）
鼓膜の膨隆	：0（なし），4（部分的な膨隆），8（鼓膜全体の膨隆）
耳漏	：0（なし），4（外耳道に膿汁あるが鼓膜観察可能），8（鼓膜が膿汁のために観察できない）

24カ月齢未満は3点を加算する．

重症度のスコアによる分類

軽症	5点以下
中等症	6から11点まで
重症	12点以上

（文献1を参考に作成）

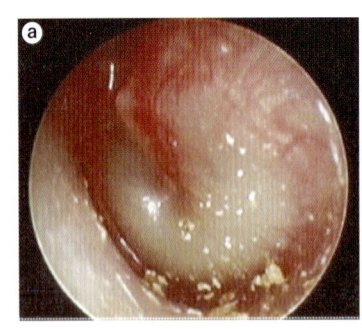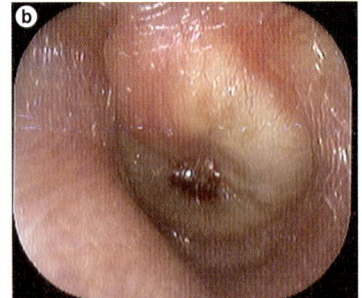

図4 ◆ 中等症，重症急性中耳炎
中等症（ⓐ）では鼓膜の膨隆は軽度だが，重症（ⓑ）では鼓膜の膨隆が全体で高度．

1）耳鼻科医より

　ハイリスクの軽症例は，抗菌薬を考慮しますが，通常の軽症例では3日間は抗菌薬の投与を行わず，経過観察が推奨されています．しかし抗菌薬非投与の場合には十分な経過観察，あるいは症状の寛解がみられないときに抗菌薬が投与できる環境を整えておく必要があります．中等症，重症例（図4）では抗菌薬を投与しますが，現時点での本邦の薬剤感受性を考慮して，まずはアモキシシリンを選択しましょう．治療効果の発現は早ければ投与後3日目にみられることが示唆され，投与後3日での効果の評価が推奨されています．まずは3日間処方し，再診としましょう．

2）抗菌薬の適応

- 耳漏がある
- 鼓膜全体が発赤し，膨隆がある（耳痛や発熱，機嫌が悪い場合に限る）
- （●ガイドラインで中等症以上）

　耳痛（涕泣・不機嫌）なく，発熱はない，発熱があっても機嫌がよい場合は3日間を目処に経過観察をします．外耳道からの耳漏を鑑別できるようになるとよいでしょう．耳漏を綿棒で拭いとり，外耳道の皮膚の発赤や腫脹がなければ，中耳からのものと判断します．

❸ 専門医への紹介は？〈GPの思考回路〉

　3日後の再診時，痛みはなくなったものの違和感は継続，鼓膜の発赤と膨隆は継続しており，鼓室内に膿汁が充満していた．前回受診のときは，膿汁ははっきりしなかった．急性中耳炎は改善していないと考え，耳鼻科受診を勧めた．

● 耳鼻科医より

　急性中耳炎の三大起炎菌は，肺炎球菌，インフルエンザ菌，モラキセラ・カタラーリスです．肺炎球菌ワクチン未接種の場合はペニシリン耐性肺炎球菌（PRSP）を考える必要がありますが，アモキシシリン高用量が採用された現在では，高用量で効果が出ています．ほとんどの場合，3日間で改善傾向に向かいます．改善しない場合，中耳が貯留物で充満されており，抗菌薬が届かない場合があるので，耳鼻科受診を勧めてください．

　もし，離島やへき地などで耳鼻科受診がすぐには難しい場合には，原則として抗菌薬の変更が必要となりますが，変更する前に，まずはアモキシシリンが高用量か確認しましょう．高用量を投与していても効果がない場合，変更する抗菌薬は小児急性中耳炎診療ガイドライン[1] を参考にします．

a) 中等症（6〜11点）

　軽症の場合は3日間は抗菌薬の投与をせず，経過観察します．中等症の場合は図5のように治療しながら経過をみていくとよいでしょう．

　図5の治療にても改善がみられない，もしくは，経過中に重症（12点以上）になった場合は，原則として鼓膜切開によるドレナージが必要となることを念頭に，耳鼻科受診を勧めましょう．

b) 耳鼻科紹介のタイミング

　重症度も含め以下の場合は早めに耳鼻科に紹介しましょう．

- 重症例（12点以上）
- 耳漏がある場合
- 鼓膜全体に膨隆を認める場合
- 急性中耳炎を強く疑うが，耳垢で鼓膜が見えない場合
- 抗菌薬を開始しても症状の改善に乏しい場合
- 急性乳突蜂巣炎を疑う場合（コラム参照）

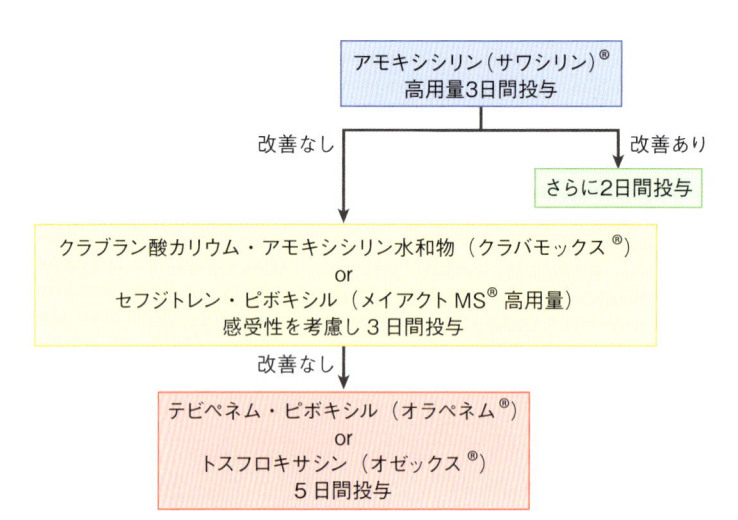

図5 ◆ 中等症の場合の治療
（文献1を参考に作成）

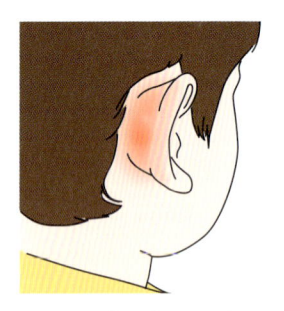

図6 ◆ 耳介後部の発赤と腫脹

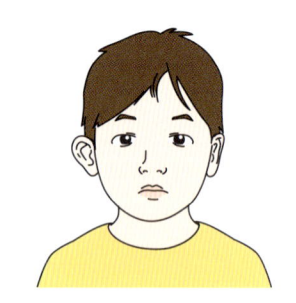

図7 ◆ 耳介の聳立

> ## コラム：起因菌と耐性菌
>
> 　小児急性中耳炎診療ガイドライン2013年版には「本邦では，肺炎球菌の約50〜65％，インフルエンザ菌の約50〜70％は薬剤耐性という現状」が記載されており，広域スペクトラムの抗菌薬使用が耐性菌の出現を促すと注意喚起されています．できるだけ狭域の抗菌薬を投与し，耳漏がある場合は，抗菌薬投与前に，細菌検査を行いましょう．**耐性菌を考えることと同時に**，鼻や咽頭の所見も，しつこく観察してみましょう．
>
> 　最近ではまれですが，感染や膿瘍形成により耳後部が腫脹（図6）し，耳介が立ってしまう耳介聳立（しょうりつ，図7）がみられる場合には，急性乳様突起炎になっている可能性が高いため緊急を要します[2]．可能であれば側頭骨CTで乳突蜂巣の液体貯留や，骨破壊の有無を確認しましょう．この場合は，入院のうえ，鼓膜切開を行い，抗菌薬の点滴加療が必要となります．場合によっては，ドレナージ目的で緊急手術になることもあるので，耳介聳立がみられた場合はすぐに耳鼻科受診が必要です．顔面神経麻痺を起こす場合もありますので，注意が必要です．

④ 専門医が行うこと〈専門医の思考回路〉

1）初診時

　今回は耳の痛みは改善しましたが，違和感が継続し，鼓膜の発赤と膨隆を認めたため，耳鼻科に紹介となりました．鼓膜をみると，鼓膜の発赤と膨隆以外にも，鼓室内に膿汁が充満していました．紹介元の先生からアモキシシリン高用量が3日間投与されていたにもかかわらず，あまり改善がみられなかったので，外来でクラブラン酸カリウム・アモキシシリン水和物（クラバモックス®）に変更しました．

　この段階で，アンピシリン高用量を続けながら，鼓膜切開を行う選択肢もありますが，膨隆の程度もそこまで高度ではなく，耳の痛みも落ち着いていたので，鼓膜切開は施行しませんでした．

2）経過

　これには後日談がありました．お母さんによくよく話を聞いてみると，保育園では昼の薬が飲めず，アモキシシリンを1日2回で内服していたとのことでした．原則としては1日3回で内服する薬ですが，飲まないよりは，1日2回にしてあげる手もありますね．

3）再診時

　3日後の再診時には，鼓膜の発赤と膨隆は軽快してきており，鼓室内の膿汁も浸出液に変わってきていました．2日間のクラブラン酸カリウム・アモキシシリン水和物投与を継続し，さらに改善してきたため，抗菌薬は不要とし，経過観察としました．その後，2週間ほど鼓室内に浸出液は溜まっていましたが，後遺症なく治癒しました．

　総合診療医の先生からご紹介いただくのは，「鼓膜が赤く見える」，「発熱しているがその原因として中耳炎が否定できない」，「耳垢がたまって鼓膜が見えない」といった，比較的症状の早い段階，もしくは診断がつきにくいためのものがほとんどです．一方で，「鼓室内に膿がたまっているから鼓膜切開の適応と考える」，「鼓膜の膨隆を認め中耳炎と診断し，抗菌薬を5日間投与したが，耳痛が治らない」などといった，こちらが緊張してしまうようなしっかりした紹介状をいただくこともあり，日々勉強させていただいています．

4）鼓膜切開の適応

- 鼓膜の全体膨隆（鼓膜穿孔の寸前）
- 強い耳痛（中耳圧の上昇による痛み）
- 高熱を伴う（ドレナージできず抗菌薬が届かない）

　鼓膜切開の適応は重症度によるとされ，治療アルゴリズムでは重症例は全例，中等症では高度の鼓膜所見がある場合と抗菌薬での一次治療または二次治療の不成功例に選択するとガイド

表2 ◆ 反復性中耳炎のリスクファクター

- 2歳未満の低年齢
- 兄弟あり
- 起炎菌の耐性化
- おしゃぶりの使用
- 母乳哺育の欠如
- 受動喫煙
- 保育園児
- 胃食道逆流症

（文献1を参考に作成）

ラインでは記載されています．しかし，鼓膜切開が急性中耳炎を有意に治癒促進するという報告は多くありません．本邦の報告[3]では重症度分類で重症例のうち鼓膜切開を施行した症例は早期の改善を認め，再発再燃をした症例では鼓膜切開を施行した症例の方が有意に少ないとされています．最近では，トスフロキサシン（オゼックス®），テビペネムピボキシル（オラペネム®）などの抗菌薬が小児適応となったことや，肺炎球菌，インフルエンザ菌の予防接種を行っている児が増えたことで，鼓膜切開を行う症例がだいぶ減ってきています．

　また，鼓膜切開の適応があると考えた症例でも親御さんに「鼓膜切開をすると早くよくなりますよ」と話しても「えっ！鼓膜を切るのですか？痛いんでしょ？薬でもう少し治療してもらえませんか？」といわれることも多いです．結局，数日経っても解熱せず，鼓膜切開をすることもしばしばあります．筆者の経験レベルですが，中耳炎が原因の発熱では鼓膜切開をすれば24時間以内に解熱します．鼓膜切開は患者さんの頭部固定さえしっかりできれば，そう難しい処置ではありませんが，むしろ，適応を判断する方がよほど難しいかもしれません．

❺ 患者フォローアップのポイント

　男児のその後ですが，前回の中耳炎は完治したものの，1カ月後に風邪をひいたのをきっかけにまた耳痛の訴えがありました．時々ある反復性中耳炎ですね．今回は，高用量のアモキシシリンを1日2回にして処方し，改善しました．

● くり返す中耳炎

　過去6カ月以内に3回以上，1年以内に4回以上の急性中耳炎に罹患した場合を反復性中耳炎と呼ぶことが多いですが，そのリスクファクターとして表2があげられています[1]．

　これらに当てはまる児は，中耳炎をくり返しやすくなるため抗菌薬の使用も多くなり，起炎菌の耐性化を引き起こしやすくなります．やはり，適正な抗菌薬使用が求められています．2歳未満の低年齢では急性中耳炎をくり返して，頻繁に発熱してしまうような児もいますので，その場合には鼓膜チューブ留置術を行うことも検討します．鼓膜切開は反復性中耳炎の発症頻度に有意な低下は認められていません[4]が，鼓膜換気チューブの留置は罹患頻度の有意な低下を認めています[5,6]．思い当たる児がいたら，耳鼻科紹介を検討してみてください．

まとめの自己採点（耳鼻科編）

　以上，本稿では耳鼻科領域の対応をみてきました．中耳炎は3歳までに80％以上の児が罹患するといわれている非常に多い疾患です．ポイントは**診断，抗菌薬の使い方，耳鼻科紹介の適応**の3つです．中耳炎診療を複雑にしているのは，耐性菌の問題ですが，まずはしっかり診断することを心がけましょう．もし余裕があったら，ぜひ，小児急性中耳炎診療ガイドライン[1]や米国小児学会が報告した急性中耳炎診療ガイドライン（2013年改訂版）[7]をご覧になってみてください．かなり詳しく書かれており，さらなるスキルアップにつながると思いますよ．

　　一人診療所で，

☑ 鼓膜所見から中耳炎を診断でき，抗菌薬を投与するか否かの判断ができる
　　→ 初期研修医レベル！

☑ 鼓膜所見，合併症の有無から鼓膜切開の適応を判断できる
　　→ 総合診療医レベル！

☑ 鼓膜切開，鼓膜換気チューブ挿入ができる
　　→ 耳鼻科医レベル！

➡ 沖縄の離島診療所（島には医師一人）でのリアルワールド

「鼓室内に膿が溜まっているから鼓膜切開の適応」？

　5歳，女児，2日前からの鼻汁と咳，37℃後半の発熱があると来院．全身状態，食思は良好．急性中耳炎の既往は1回のみだが以前に鼓膜切開の既往がある．インフルエンザの流行期ではない．一般的に身体所見で異常はなかったが，耳鏡ではわずかではあるが鼓室内に膿が溜まっているのを観察できた．鼓膜の膨隆は軽度で，耳痛も聞けば「少し痛いかも」という程度であった．母親に所見を説明すると「膿が溜まっているなら鼓膜切開ですよね」とのコメントがあったが，軽症例であり自然軽快する可能性が高いことを小児急性中耳炎診療ガイドライン2013年版を見せながら説明，毎日でも幼稚園帰りに診療所で診察することも可能であることも説明し，抗菌薬も投与せず帰宅とした．翌日には解熱，翌々日には鼓室の所見も改善していた．母親は，不要な処置をせず抗菌薬不投与で改善したことに「中耳炎は耳鼻科の病気と思っていました．自然とよくなることも多いのですね．島外の耳鼻科に行く必要がなくなってよかった」と安心していた．

〈本村和久〉

文献

1）「小児急性中耳炎診療ガイドライン2013年版」（日本耳科学会，他／編），金原出版，2013
　　https://www.otology.gr.jp/guideline/img/guideline_otitis2013.pdf
2）渡邉徳武，他：乳幼児急性乳様突起炎の臨床像．耳鼻臨床，85：895-904，1992
　　https://www.jstage.jst.go.jp/article/jibirin1925/85/6/85_6_895/_pdf

3) 宇野芳史：小児急性中耳炎に対する鼓膜切開術の現況とその有効性について．小児耳鼻，29：226-235，2008

4) Nomura Y, et al：Effect of myringotomy on prognosis in pediatric acute otitis media. Int J Pediatr Otorhinolaryngol, 69：61-64, 2005

5) 宇野芳史：小児難治性反復性中耳炎に対する長期鼓膜換気チューブ留置術の有効性について．Otol Jpn，17：16-25，2007

6) 宇野芳史：小児難治性反復性中耳炎に対する短期鼓膜換気チューブ留置術の有効性について．Otol Jpn，17：194-202，2007

7) Lieberthal AS, et al：The diagnosis and management of acute otitis media. Pediatrics, 131：e964-e999, 2013

8) Tähtinen PA, et al：A placebo-controlled trial of antimicrobial treatment for acute otitis media. N Engl J Med, 364：116-126, 2011

9) 伊藤真人，他：保育園児の鼻咽腔ペニシリン耐性肺炎球菌．耳鼻臨床，92：1071-1079，1999

10) Hotomi M, et al：Factors associated with clinical outcomes in acute otitis media. Ann Otol Rhinol Laryngol, 113：846-852, 2004

プロフィール **飯塚 崇** *Takashi Iizuka*

高野台いいづか耳鼻咽喉科 院長
順天堂大学医学部附属練馬病院 耳鼻咽喉・頭頸科 非常勤助教
生まれ育った練馬区で開業しています．大学病院とは目と鼻の先のところなのですが，いざ紹介する側になると，大学病院がすごく大きく，遠く感じますね．時々，大学に行って手術をしては，仲間との連携を保っています．耳，鼻，のどはそれぞれ別々の臓器ですが，実は非常に密接にかかわっています．耳の調子が悪い原因が鼻にあったり，のどの違和感があると思っていたら鼻の病気によるものだったりすることはよくあることです．やはり，開業してからはなおさら，的確な診断は大事だと思うようになりました．

ほくろができた
—悪性黒色腫（皮膚科）

外川八英

はじめに

　皮膚科を学びたいが，どこから手をつけたらよいかわからない，という方も多いかと思います．皮疹を診断するには，まず皮膚所見をしっかりとることからはじまります．また，数多くの皮疹をみて，パターン認識することも非常に重要です．皮膚所見を体系立ててとれるようになる武器の1つに，皮膚科における聴診器であるダーモスコープがあります．ダーモスコピーの診療の魅力は，小さなダーモスコープを使って，いつでも，どこでも鑑別困難な皮膚腫瘍を診断できることや，疥癬虫もすばやく見つけることができるところです．今回は，よくありそうな「ほくろ」の患者さんを，病歴や皮膚所見，そして覚えておくとよいダーモスコピー画像と照らし合わせながら，皆さんと一緒に診ていきたいと思います．

Keyword ▶　ABCDE criteria　先天性色素性母斑　ダーモスコピー
色素ネットワーク　3-point checklist

今回の患者さん

　45歳女性．最近何気なく背部のほくろのようなものに気がつきました（図1）．よく見えない部分なので風邪で診療所に来たついでに一緒に診てもらおうと思いました．

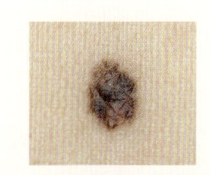

図1◆背部の黒い色素斑
色や形が非対称な色素斑である．

A = Asymmetry（非対称）
片側半分が対側と異なる

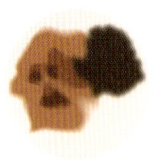

D = Diameter（直径）
悪性黒色腫は直径6 mm以上の
ことが多い

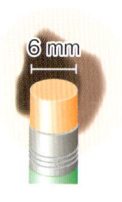

B = Border（境界）
不規則で不鮮明な境界

E = Evolving（変化）
体にある他のほくろと異なって
いたり，経時的に色・形が変化する

C = Color（色調）
多彩な色調（黄褐色，褐色，黒，
白，赤，青など）

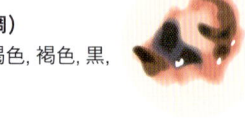

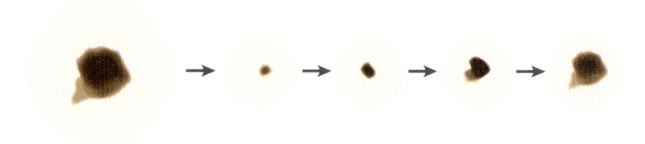

図2◆ABCD criteria
もし色素斑が他のものと違っていたり，変化やかゆみ，出血などの症状があれば皮膚科に紹介．
（文献2を参考に作成）

❶ 診察はどうなる？〈GPの思考回路〉

　背中のほくろか…．まあ，足の裏じゃないから大丈夫だろう．大きさは径8×7 mmか〜．あ，いつからあったんですか？って背中だから気がつかないよな…．ABCDEアプローチってあったな．ちょっと調べてみよう．

1）皮膚科医より

　内科的な症状と異なり，いつから背部の色素斑があったのかを詳しく聞くのは，実は難しいものです．少し記憶とリンクするような事実，例えば子どもであれば保護者に出産時にはなかったか，高校生のときなどはどうでしたか，と尋ねると，少なくとも産まれたときにはなかったと聞いています，など話してくれることがあり，以前にはなかった色素斑であるというようなことがわかったりします．

2）サイズと場所と許容範囲

　続いて色素斑のサイズをメジャーで測ります．本症例では径8×7 mm大でした．**手掌や足底のほくろは長径7 mm，それ以外の部分では長径6 mmまでが許容範囲**であるということを覚えておいてください．この時点で，この症例は少し大きな黒色斑であることに気がつくはずです．

3）ABCDE criteria

　悪性黒色腫のスクリーニングは臨床的にはよく知られているABCDE criteria[1]に照合させてみることが有用です（**図2**）．本症例では少なくとも非対称（asymmetry）で，不規則な外形を

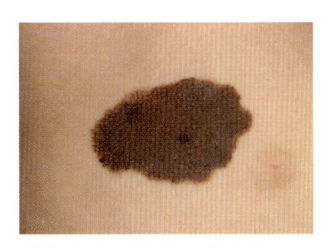

図3◆ 先天性色素性母斑
中型の母斑であり内部に色調の濃い
部分が散見される.

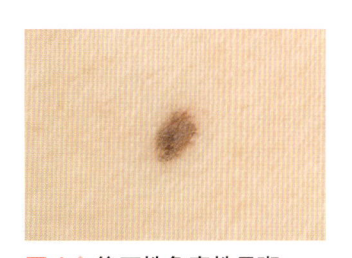

図4◆ 後天性色素性母斑
白人例. やや色調の淡い色素斑である.

示し（border irregularity），直径が6 mm超（diameter enlargement）であり，悪性黒色腫
が否定できない病変であることがわかります．いわゆる染み出しと呼ばれる淡い色素斑がある
場合には悪性黒色腫であることはわかりやすいのですが，本症例ではそれがありません．

4）先天性か後天性か

　もし出生時あるいは幼少期に出現したほくろ（図3）であれば先天性と考えられますが，そ
れらは成人に達したときの大きさで長径1.5 cm未満は小型，1.5 cm以上〜20 cm未満は中型，
それ以上は大型に分類されます[3]．このうち大型のもの，すなわち新生児であれば頭の直径を
超えるサイズのものは悪性黒色腫の発症リスクが5〜10％程度あります[4, 5]．一方，小型のも
のは発がんリスクが1％未満と考えられ，通常のほくろと同様の扱いで問題はありません．た
だし，先天性のほくろは後天性のほくろ（図4）とは形態が異なり，時に悪性黒色腫との鑑別
を要するので注意が必要です．

② 処方・処置はどうする？〈GPの思考回路〉

　まあ，背中のほくろか…．もし悪性黒色腫だったら生検は禁忌だからな．でも，こんな
ので皮膚科医に送ってもいいのだろうか…．「看護師さーん，虫眼鏡ありますか？」

1）皮膚科医より

　外科的な処置が得意なGPであっても，悪性黒色腫が疑われるような症例に関しては，本邦
では皮膚科医が切除した方がよいでしょう．ほくろやシミだと思って切除したら悪性黒色腫だっ
たということは，実際にしばしばありますが，皮膚がんにおいて，もう少しいえば，**固形がん
において最も予後が悪いのは悪性黒色腫であり，不要にメスを入れる前に然るべき施設に紹介
することが重要**です．その場で悪性黒色腫かどうかの判断ができない場合，寝たきりの患者さ
んで，どうしてもその場で皮膚のできものを切除してほしいと言われた場合も含めて，**臨床写
真とダーモスコピー画像（図5）を撮影**してみましょう．しばしば悪性黒色腫の病理診断が難
しい場合があり，**専門医の間でも臨床情報が最終的な病理組織診断の決め手になる**場合も少な
くないからです．

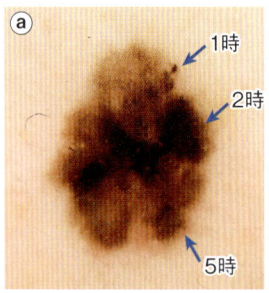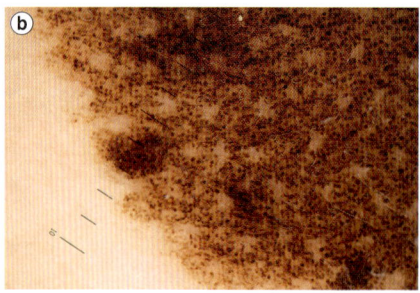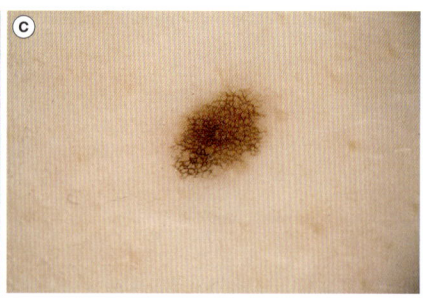

図5 ◆ ダーモスコピー像

a) 図1と同症例（悪性黒色腫）．非対称であり，1時方向には不規則な色素小点・小球，2時方向には分節性の色素線条，5時方向には
非定型的色素ネットワークがみられる．
b) 図3と同症例（先天性色素性母斑）．褐色の色素小点・小球が毛孔を避けるように配列する．部分的に色の濃い斑状領域あり．
c) 図4と同症例（後天性色素性母斑）．対称性のある定型的色素ネットワークを形成する．

表 ◆ 3-point checklist

① 非対称性（asymmetry） ② 非定型的色素ネットワーク 　（atypical pigment network） ③ 青白色構造（blue-white structures） 　⇒青白色ベール（blue-whitish veil）ないしは 　　自然消退構造（regression structures）
上記のうち2項目陽性であれば悪性

感度約87％，特異度約70％
（文献6，7を参考に作成）

2）皮膚科と遠隔医療

　　本邦での遠隔医療はまだこれからですが，海外では，悪性黒色腫か否かの判断に関してダーモスコピー画像などを用いて皮膚科医に相談できる仕組みが整いつつあります．広大なへき地を有し，皮膚科医までのアクセスが非常に悪いオーストラリアでは，へき地医療学会（ACRRM：Australian College of Rural and Remote Medicine）がTele-Dermと呼ばれる24時間365日皮膚科医にコンサルトできる仕組みを開発しています．Tele-Dermはコンサルテーションのみならず，遠隔レクチャーまで受けられる人気のモジュールとなっています．また筆者も参加しているDermatoscopy（非公開Facebookグループ）は世界中の皮膚科医やGPが意見交換する場です．2018年3月現在，17,000人を超える仲間がグループに加入しています．

3）悪性黒色腫のスクリーニング方法

　　誰でも覚えられる簡単なダーモスコピーによる悪性黒色腫のスクリーニング方法としては，**3-point checklist**があります（表）[6]．① asymmetry（非対称性），② atypical pigment network（非定型的色素ネットワーク），③ blue-white structures（青白色構造）すなわち青白色ベール（blue-whitish veil）ないしは自然消退構造（regression structures）のいずれかのうち2項目陽性であれば悪性を強く疑います．この方法は特異度こそ71.9％と低めですが，

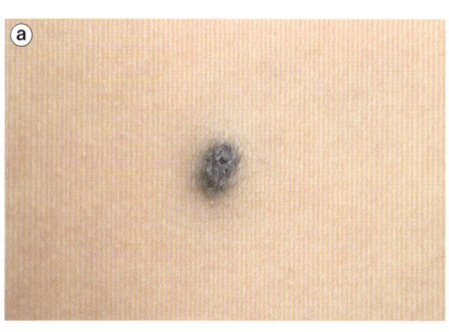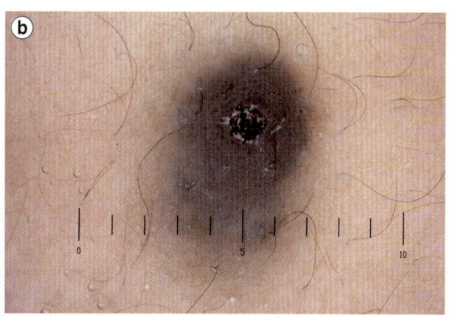

図6◆青色母斑
a) 臨床像. 青みがかった色調から本症が疑われる.
b) ダーモスコピー像. 均一青色色素沈着が診断を裏づける.

　非専門医であっても感度が86.7％あり，覚えておいて損はありません[7]．本症例では上記の①，②が該当し，やはり悪性黒色腫が疑われます．なお，色素ネットワークとは躯幹，四肢でみられる表皮内の色素増強による網目構造であり，メラノサイト病変（ほくろと悪性黒色腫）の特徴的な所見になりますが，**ほくろでは定型的（typical），悪性黒色腫では非定型的（atypical）な色素ネットワークを形成する**ことが知られています．

❸ 専門医への紹介は？〈GPの思考回路〉

　大型の色素斑を有する典型例な悪性黒色腫であれば専門的な知識がなくても診断は可能ですが，悪性黒色腫が確定できない場合でも，急速に増大する病変に関してはすみやかに皮膚科医の紹介を検討します．また紹介する前に，悪性黒色腫の主な鑑別疾患である青色母斑，老人性色素斑と脂漏性角化症，基底細胞癌についても少し考えてみましょう．その多くは臨床的な特徴で鑑別が可能ですが，やはりダーモスコピーが診断補助に有用です．

1）青色母斑

　青色母斑は幼少期までに四肢などにみられる青黒い小結節です（**図6**）．扁平に近いものから隆起の大きいものまで存在し，一般に単発ですが，周囲に嬢結節を伴う場合があります．ダーモスコピーでは診断に有用な**homogeneous blue pigmentation（均一青色色素沈着）**がみられます[8]．

2）老人性色素斑と脂漏性角化症

　老人性色素斑は（成人の手の例）黒〜褐色の色素斑で，いわゆる「加齢性のシミ」に相当します．脂漏性角化症（**図7**）は扁平に隆起することが多い黒〜褐色の結節で，いわゆる「老人性いぼ」と呼ばれる加齢性変化で，**80歳ではほぼすべての人にみられます**．両者は，同じカテゴリーの良性病変であり前者から後者へと進展する場合もあります．いずれも典型例では不整形ながら境界が明瞭であり，少しでも隆起するものは，触診にて表面がざらざらと触れる特徴

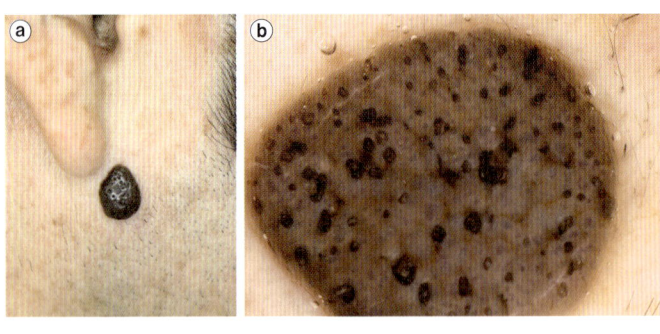

図7◆脂漏性角化症

a) 臨床像．黒いボタンを張りつけたような外観が特徴的である．
b) ダーモスコピー像．周囲との境界が明瞭であり，面皰様開孔，多発稗粒様嚢腫といった所見が確認できればまず本症に違いない．

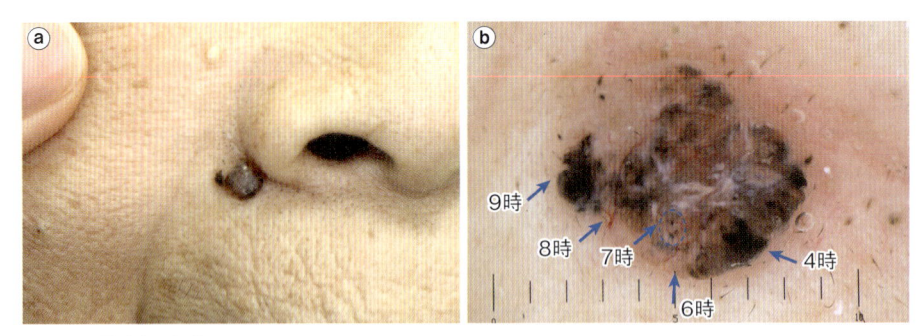

図8◆基底細胞癌

a) 臨床像．蝋様光沢や透明感があり，辺縁に黒色丘疹が並ぶ．
b) ダーモスコピー像．6時，8時方向には樹枝状血管，4時，9時方向には大型青灰色卵円形胞巣，7時方向には多発性青灰色小球がみられ，中心付近には光輝性白色領域が存在する典型例である．

があります．ダーモスコピーでは fissures and ridges（溝と隆起），comedo-like openings（面皰様開孔），multiple milia-like cysts（多発稗粒様嚢腫）などの特徴的な所見がみられます[9]．扁平な病変（主に老人性色素斑）ではゼリー兆候（jelly sign）や指紋様構造（fingerprint-like structures）が存在し，境界は明瞭であり，虫食い状辺縁（moth-eaten border）がしばしば観察されます．

3）基底細胞癌

　基底細胞癌は高齢者に多く，日本人では最も多い皮膚がんです（図8）．臨床的には蝋様光沢を伴う結節性病変でその多くが黒色調を示します．顔面では結節性の病変（結節潰瘍型），躯幹では斑状の病変（表在型）の頻度が高いことが知られ，顔面の両眼瞼，口唇のそれぞれ正中部を結ぶ三角形の領域内に好発します．なお，本症は再発することはありますが**まず転移することはない**悪性腫瘍であり，きちんと診断できれば単純切除のみで治療が可能です（基本的には皮膚科の専門医を紹介しましょう）．ダーモスコピーではネットワーク構造を欠き，ulceration（潰瘍形成），arborizing vessels（樹枝状血管），大型青灰色卵円形胞巣（large blue-gray

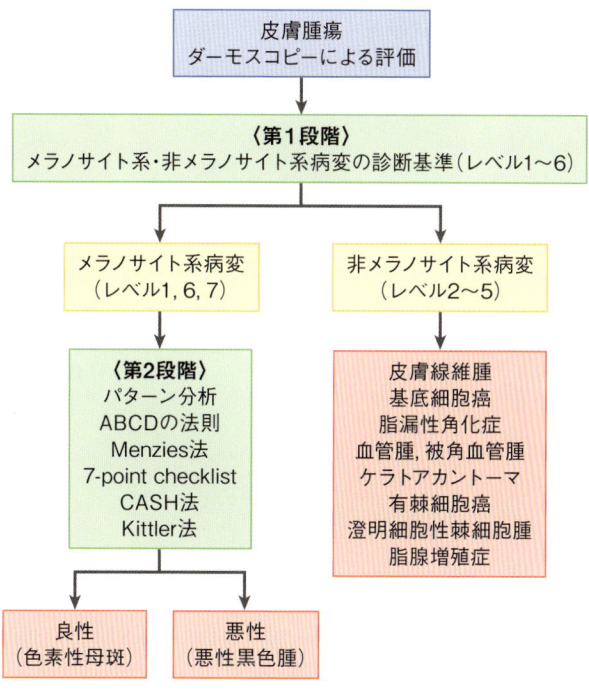

図9 ◆ ダーモスコピーの2段階診断法
第1段階でメラノサイト病変とその他を鑑別し，メラノサイト病変であった場合には第2段階でほくろか悪性黒色腫かを鑑別する．
（文献11を参考に作成）

ovoid nests），多発性青灰色小球（multiple blue-gray globules），葉状領域（leaf-like areas），spoke wheel areas（車軸状領域）の所見が1つ以上みられます[10]．なお前者4つは結節潰瘍型，後者2つは表在型で観察されることが多く，ダーモスコープの偏光下ではしばしば光輝性白色領域（shiny white areas）を伴います．

❹ 専門医が行うこと〈専門医の思考回路〉

　前述のように，悪性黒色腫は，ほくろとともにメラノサイト病変にあたるわけですが，皮膚科医がダーモスコープを使ったダーモスコピーを行う場合，まずメラノサイト病変かどうかを見分け，その後悪性黒色腫の鑑別を行うという**2段階診断法**[11]（図9）にあてはめて術前診断を進めます．

● 2段階診断法

　病変がメラノサイト病変なのかどうかを判断するというのが第1段階ですが，メラノサイト病変でなければ悪性黒色腫を除外しうるので，皮膚科医でなくともこの第1段階のレベル1の所見（図10）の6つは覚えておいて損はありません．また，ピンク色をした無構造の病変（structureless lesion）も無色素性悪性黒色腫の可能性が否定できませんので注意が必要です．

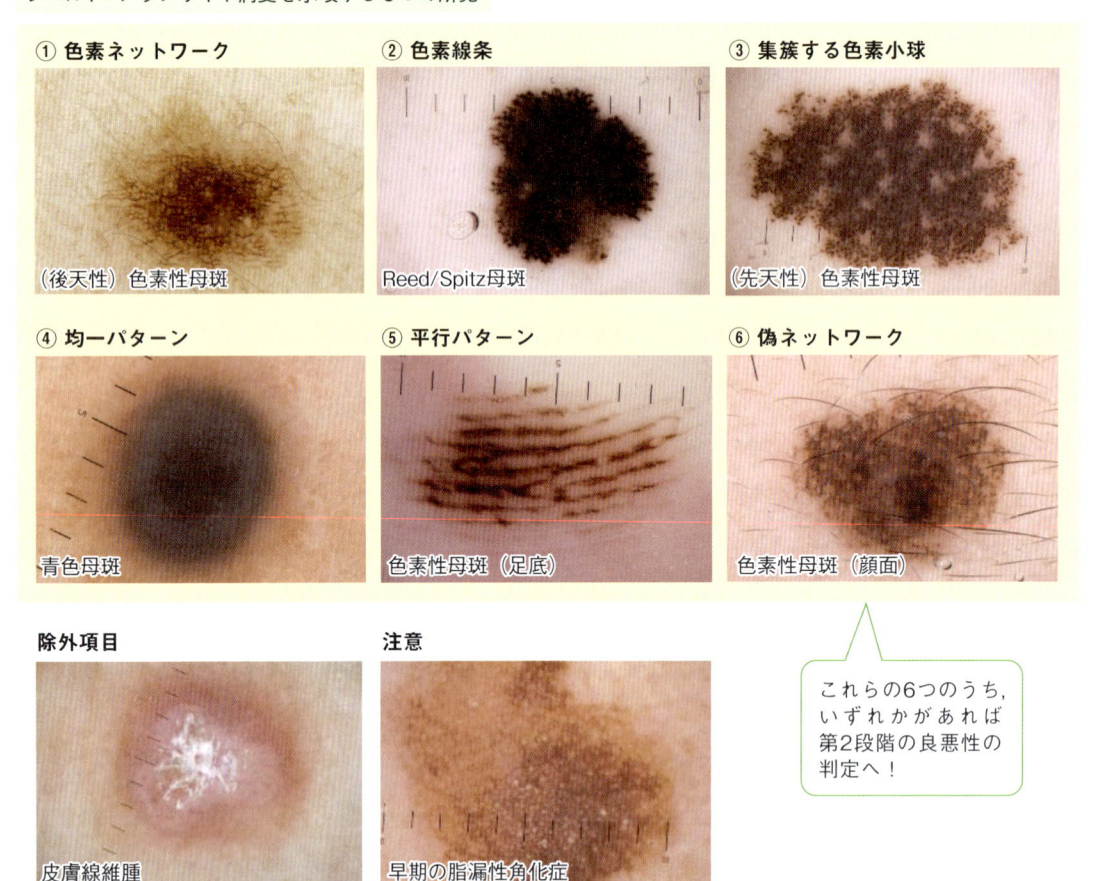

レベル1：メラノサイト病変を示唆する6つの所見

① 色素ネットワーク

（後天性）色素性母斑

② 色素線条

Reed/Spitz母斑

③ 集簇する色素小球

（先天性）色素性母斑

④ 均一パターン

青色母斑

⑤ 平行パターン

色素性母斑（足底）

⑥ 偽ネットワーク

色素性母斑（顔面）

除外項目

皮膚線維腫

注意

早期の脂漏性角化症

これらの6つのうち，いずれかがあれば第2段階の良悪性の判定へ！

図10◆2段階診断法の第1段階

① 躯幹，四肢における色素ネットワーク（pigment network），② 辺縁における色素線条（streaks），③ 集簇する色素小球（aggregated globules），④ 構造のない均一パターン（homogeneous pattern），⑤ 手掌と足底における平行パターン（parallel pattern），⑥ 顔面の偽ネットワーク（pseudonetwork）の6つのうち，いずれかがあれば第2段階へと進む．
（画像は文献12より）

　　メラノサイト病変であることがわかったら，第2段階は悪性黒色腫の鑑別です．第2段階に使用されるいくつかの診断基準のうち，パターン分析[13, 14]は悪性黒色腫の診断の感度は83.7％，特異度が83.4％であり，最も特異度に優れた方法です[15]．しかしこのパターン分析は他の方法と異なり，点数化して診断できない点で難しい面があります．視覚的なイメージでこのパターン分析を行う方法として，Marghoobらは良性の10パターンに該当せず，悪性の10構造を1つでも有するものが悪性黒色腫と診断しうるアルゴリズムを考案しています（図11）[16]．

　　実臨床ではこの図を参考に良悪性の判定を行えばよいわけですが，ダーモスコピーを行う場合には臨床におけるABCDE criteriaと異なり外形のいびつさは問題にしないことに留意します．本症例では良性10パターンを欠き，悪性10構造のうち図11cの①，②，⑤，⑥に該当しますので悪性黒色腫と診断されます．なお，**臨床像とダーモスコピー所見が合わない場合，顔面において灰色調の色調がみられた場合には悪性病変の可能性がある**ということは覚えておきましょう．

a) 診断フローチャート

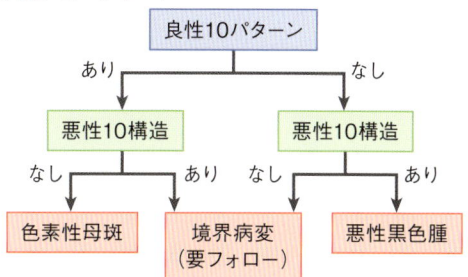

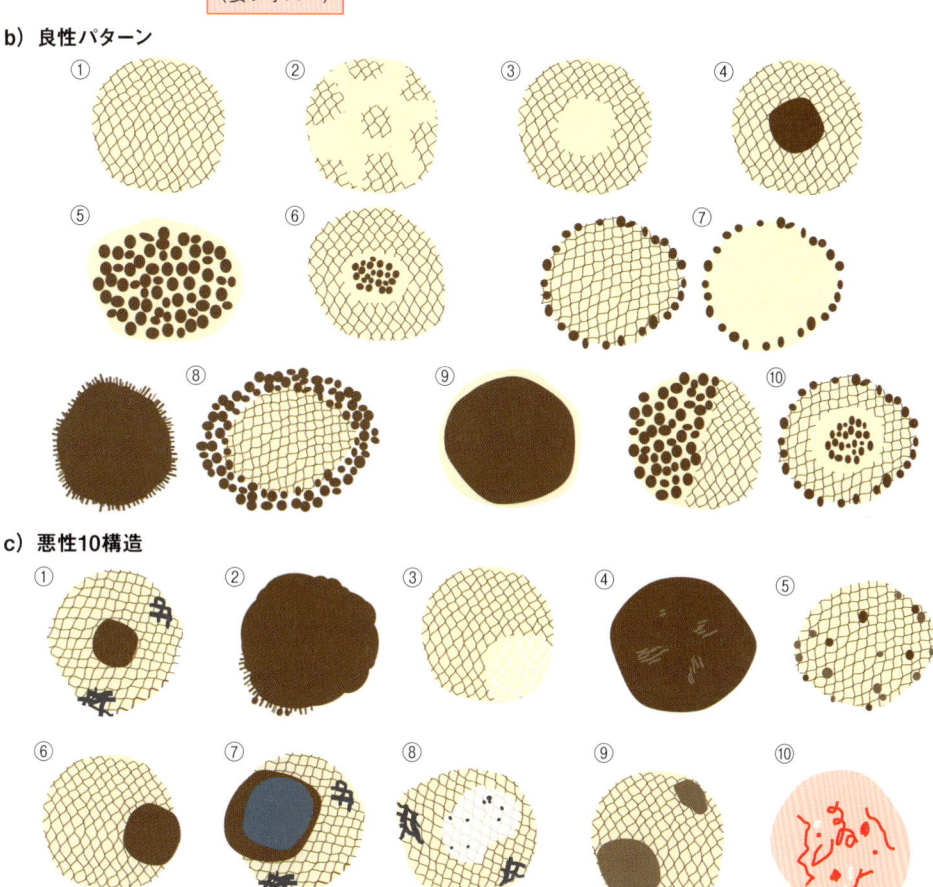

図11 ◆ パターン分析に基づく診断アルゴリズム

a) 診断フローチャート
良性の10パターンに当てはまらず，悪性の10構造のうち1つでもあれば悪性黒色腫と診断される．

b) 良性10パターン
 ① びまん性網状 (reticular diffuse)
 ② 斑状網状 (reticular patchy)
 ③ 辺縁網状および中心色素増強 (peripheral reticular with central hypopigmentation)
 ④ 辺縁網状および中心色素増強 (peripheral reticular with central Hyperpigmentation)
 ⑤ 小球状 (globular)
 ⑥ 辺縁網状および中央小球状 (peripheral reticular with central globules)
 ⑦ 辺縁小球状および中央網ないしは中央均一 (peripheral globules with central network or homogenous area)
 ⑧ スターバースト (starburst)

 ⑨ 褐色，褐色なしは青色均一 (homogenous tan, brown, or blue pigmentation)
 ⑩ 構成要素，対称性多構成要素 (two component or symmetric multicomponent)

c) 悪性10構造
 ① 非定型的色素ネットワーク (atypical pigment network)
 ② 分節性色素線条 (segmental streaks)
 ③ 陰性色素ネットワーク (negative pigment network)
 ④ 結晶様 (crystalline)
 ⑤ 非定型色素小点・小球 (atypical dots and globules)
 ⑥ 不規則斑状色素沈着 (irregular blotches)
 ⑦ 青白色ベール (blue-white veil)
 ⑧ 自然消退構造 (regression structures)
 ⑨ 辺縁褐色無構造領域 (peripheral brown structureless areas)
 ⑩ 非定型血管構造 (atypical vascular structures)
（文献16を参考に作成）

以上から悪性黒色腫を疑う場合，必要に応じて病変部の体表エコーを行い腫瘍の厚さ（tumor thickness）を推察します．悪性黒色腫はこの tumor thickness によって，病期や予後が変わってきますが，基本的には病変内に切り込まないように全摘あるいは拡大切除を予定します．

❺ 患者フォローアップのポイント

　メラノサイト病変において指で触診しても完全に平坦な（斑状）病変については，悪性であっても in-situ の病変です．悪性かどうか不明な場合，6 mm 以内の小病変であれば 3 〜 6 カ月ごとに経過観察し，大きさが 6 mm を超え，色や形が変化するようでしたら悪性黒色腫の可能性を疑って専門医を紹介すればよいと考えます．

まとめの自己採点（皮膚科編）

　以上，本稿では皮膚科領域における「ほくろ」の対応をみてきました．まずは，病歴が重要でしたね．出生時から存在する中〜大型のものを除き，思春期前にできた色素性母斑は，まず悪性黒色腫を発症するリスクを気にすることはありません．一方，思春期以降に生じた色素性母斑も実際にはがん化するリスクはほとんどありませんが，悪性黒色腫である可能性があるので，皮膚科医へ紹介してください．

　悪性黒色腫のスクリーニングは，皆さんご存知の ABCDE criteria[1] に加えて，ダーモスコピーにて鑑別できることを学びました．これからは，「病歴」と「皮膚所見」と「ダーモスコピー」の 3 種の神器で「ほくろ」に対応していきましょう．そうそう，アメリカでは自分では見えない上背部は悪性黒色腫が見逃されやすいと場所だといわれていますので注意しましょう．また，ピンク色〜赤色のみを呈する無色素性悪性黒色腫があることや，黒色ながら周囲への染み出しがほとんどない結節型があることも覚えておいてください．その他，青色母斑，老人性色素斑，脂漏性角化症，基底細胞癌などの多くは，臨床的な特徴やダーモスコピーによる鑑別が可能です．これを機会に，お気に入りのダーモスコープをぜひ探してみてください．ハンディーで小型のものや，スマホや iPhone にくっつけて撮影できるものがあり便利です．

　何はともあれ，診断よりも，悪性黒色腫を見逃さないこと，確定診断できない皮膚病変は常に悪性黒色腫の可能性を念頭に不用意な切除を避けることが重要だということを頭に入れておいてください．

一人診療所で,

☑ ほくろをABCDE criteriaに照らし合わせて悪性黒色腫のスクリーニングができる

　　→ 初期研修医レベル！

☑ 悪性黒色腫を疑う場合にダーモスコープを用いて3-point checkを行い良・悪性の判断ができる

　　→ 総合診療医レベル！

☑ ダーモスコピーの2段階診断法にて正確な悪性黒色腫の診断を行い全摘生検の準備を進める

　　→ 皮膚科医レベル！

沖縄の離島診療所（島には医師一人）でのリアルワールド

「きちんと診断できれば単純切除のみで治療が可能」

　80歳，男性，高血圧でフォロー中だったが，血圧を測るときに，右前腕に25 mmの表面の角化傾向が乏しい，平滑で透明感のある灰黒色の結節が認められた．基底細胞癌を疑い，デジタルカメラで撮影し，皮膚科医に転送，コンサルテーションとなった．皮膚科医は「低リスクの基底細胞癌だね，ガイドライン[17]」にもあるけど，4 mmの切除マージンが強く勧められるね」とコメントしてくれた．安全のため，5 mmの切除マージンをマーキング，局所麻酔下に切除した．病理組織像は，断端は陰性の基底細胞癌だった．

〈本村和久〉

文　献

1）Tsao H, et al: Early detection of melanoma: reviewing the ABCDEs. J Am Acad Dermatol, 72:712-723, 2015.

2）American Academy of dermatology：what to look for：ABCDEs of melanoma.
https://www.aad.org/public/spot-skin-cancer/learn-about-skin-cancer/detect/what-to-look-for

3）Kopf AW, et al：Congenital nevocytic nevi and malignant melanomas. J Am Acad Dermatol, 1：123-130, 1979

4）Togawa Y, et al：Melanoma in association with acquired melanocytic nevus in Japan: a review of cases in the literature. Int J Dermatol, 49：1362-1367, 2010

5）Krengel S, et al：Melanoma risk in congenital melanocytic naevi: a systematic review. Br J Dermatol, 155：1-8, 2006

6）Soyer HP, et al：Three-point checklist of dermoscopy. A new screening method for early detection of melanoma. Dermatology, 208：27-31, 2004

7）Zalaudek I, et al：Three-point checklist of dermoscopy：an open internet study. Br J Dermatol, 154：431-437, 2006

8）「Dermoscopy: A Tutorial」（Soyer HP, et al），EDRA Medical Publishing & New Media, pp100-157, 2000

9）Braun RP, et al：Dermoscopy of pigmented seborrheic keratosis：a morphological study. Arch Dermatol, 138：1556-1560, 2002

10）Menzies SW, et al：Surface microscopy of pigmented basal cell carcinoma. Arch Dermatol, 136：1012-1016, 2000

11）Marghoob AA & Braun R：Proposal for a revised 2-step algorithm for the classification of lesions of the skin using dermoscopy. Arch Dermatol, 146：426-428, 2010

12) Togawa Y：Dermoscopy for the Diagnosis of Melanoma：An Overview. Austin Journal of Dermatology, 4 (3) id1080, 2017

13) Pehamberger H, et al：In vivo epiluminescence microscopy of pigmented skin lesions. I. Pattern analysis of pigmented skin lesions. J Am Acad Dermatol, 17：571-583, 1987

14) Argenziano G, et al：Dermoscopy of pigmented skin lesions：results of a consensus meeting via the Internet. J Am Acad Dermatol, 48：679-693, 2003

15) Malvehy J, et al：Dermoscopy report：proposal for standardization. Results of a consensus meeting of the International Dermoscopy Society. J Am Acad Dermatol, 57：84-95, 2007

16) 「An Atlas of Dermoscopy, Second Edition」(Marghoob AA ed), Facultas, Vienna, 2012

17) がん診療ガイドライン 皮膚悪性腫瘍 基底細胞癌 （BCC）
http://jsco-cpg.jp/guideline/21_3.html

プロフィール　**外川八英**　*Yaei Togawa*

千葉大学大学院医学研究院 皮膚科学 助教／同皮膚科 医局長
専門分野：ダーモスコピー（IDS Board Member），皮膚悪性腫瘍.
皮膚がんによる死亡率を下げるため早期発見に全力を尽くしており，現在オンラインで
ダーモスコピーの自己学習ができる"D'z IMAGE"にも協力しています．当面無料なので
ぜひお試しください．https://cmds.casio.jp/CMDS/regist

膝が痛い
―変形性膝関節症（整形外科）

橋元球一

はじめに

　膝関節痛は日常診療で高頻度に遭遇する愁訴の一つです．地域においては活動性の高い高齢者も多く，農業に従事されたり，自家菜園を楽しんだり，自宅まできつい階段を上らなくてはいけなかったりと生活様式は多様です．もし，膝痛が生じた場合，日常生活に多大な支障をきたすことになります．「毎朝野菜を出荷しなければならない」，「趣味の日本舞踊を続けたい」など，先生方の外来にさまざまな希望をもって受診される方も多いかと存じます．プライマリ・ケアの現場で膝痛を主訴に来院された患者さんに対して，診断，治療，専門医への紹介のタイミングなど，一人でどこまで対応できるか一緒に考えてみたいと思います．

Keyword ▶ 　変形性膝関節症　　　関節注射　　　運動療法

> **今回の患者さん**
>
> 　78歳女性．普段高血圧，脂質異常症，糖尿病でかかりつけの患者で，3カ月前から椅子からの立ち上がりや，炊事中の右膝痛で悩んでいると相談がありました．

❶ 診断はどうなる？〈GP の思考回路〉

　（あなたの診療所では，CR-X 線撮影，エコー，採血，心電図，尿検査が可能です．）

　まずは，診察室に入ってくる際の歩き方を観察してみよう．T字杖で右膝をかばうように歩き，足を着くときに，右膝が外側にずれて，痛そうだな．立位ではどうだろうか？ 右膝はかなりのO脚だな（図 1）．膝の内側が痛いらしい．膝を触ってみると，ぶよぶよしていて，どうも水が溜まっているようだ．

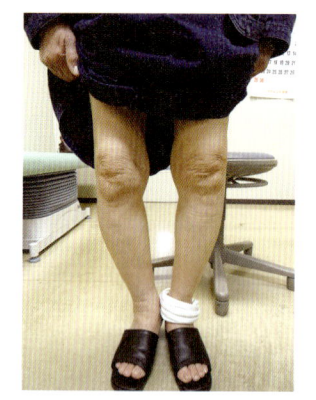

図1◆両側膝関節立位正面の外見

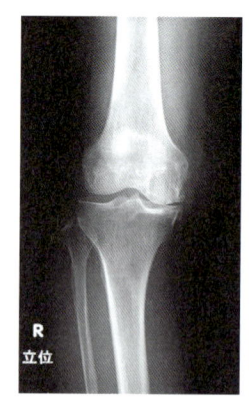

図2◆両側膝関節正面のX線（立位）

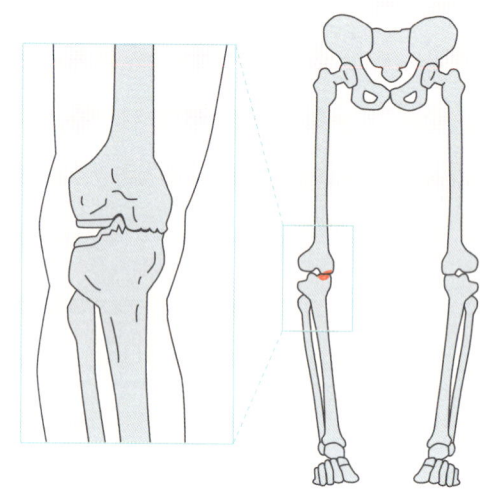

図3◆内反変形

　まずはX線を撮って評価しよう．これは，関節裂隙が狭小化していて，軟骨がすり減っている証拠（図2）．明らかな変形性膝関節症だ．

1）整形外科より

　そうですね．典型的な右膝関節症です．歩く様子や立っている姿を観察することを，歩容解析と呼んでいます．そして足がつくことを接地，O脚のことを**内反**といいます（図3）．ちょっと今回の患者さんを整形外科っぽくプレゼンしてみましょう．

　「接地時の右膝痛，立位での内反変形，内側関節裂隙に強い圧痛，可動域は伸展−10°，屈曲は100°で痛みを訴えています．また，膝蓋跳動があり関節水腫の可能性もあり，変形性膝関節症を疑います」

　だいぶ整形外科っぽく聞こえませんか？

表 ◆ Kellgren-Lawrence 分類

グレード	1	2	3	4
正常像				
関節裂隙狭小化	疑わしい	可能性あり	明らかにあり	顕著な狭小化
骨棘	可能性あり	明らかにあり	中等度あり	大きな骨棘あり
軟骨下骨骨硬化像	—	—	いくつかあり ▲	顕著な硬化像
骨変形	—	—	可能性あり	明らかな変形

2）画像評価

　この調子で，X線の読み方も一緒に学んでみましょう．正面は立位で，側面は側臥位で撮影します．膝蓋骨軸位は座位で膝を曲げた状態で撮影します．患側だけでなく健側も撮影しましょう．放射線技師が不在であれば両膝を計6枚撮影することは大変ですので，立位正面は両膝を同時に撮影する方法もあります．一般的に変形性膝関節症（以下，膝OA）の診断基準には1950年代に提唱されたKellgren-Lawrence分類（以下，KL分類）が広く受け入れられています（表）．

　KL分類はグレード2以上を膝OAと定義しています．古賀ら[1]は34年間にわたり長期縦断的疫学調査を行い，自然経過から膝OAのX線変化は段階的に進行し，有病率は女性では73歳から，男性では76歳から50％を超えたと報告しています．

3）膝関節エコー

　最近では，エコーによる骨棘や関節水腫の観察は比較的容易なので，どんどんやってみましょう．

a）骨棘

　膝関節内側関節裂隙に長軸方向にプローブを当てると関節が確認できます．

　正常膝（図4a）では骨棘形成はみられず，内側半月板の偏位はみられません．変形性膝関節症（図4b）では，骨棘形成と内側半月板の関節包側への偏位が確認できます．

b）関節水腫

　膝蓋骨上縁にプローブを当てると膝蓋上嚢の水腫を確認できます（図5）．エコーガイド下に穿刺をする場合は，プローブを短軸方向にすると穿刺から吸引まで画像で確認することができます．

　また，最近では，先ほど述べたKL分類とエコー所見とを照らし合わせた報告もあり，KL2以上では（内側半月板の側方偏位に）有意差があったと報告されています[2]．

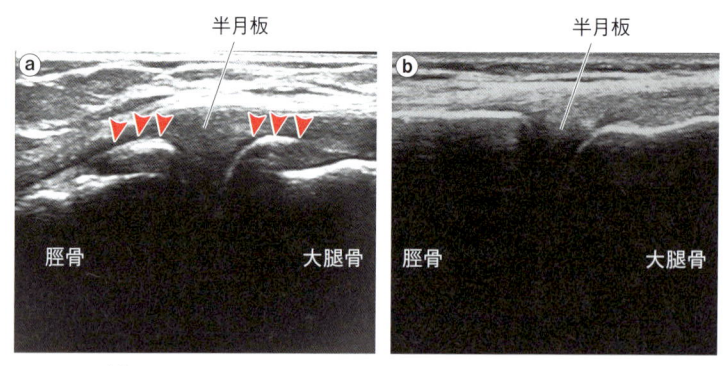

図4 ◆ 骨棘のエコー所見
a）OA膝のエコー所見，▶：骨棘．b）正常膝．

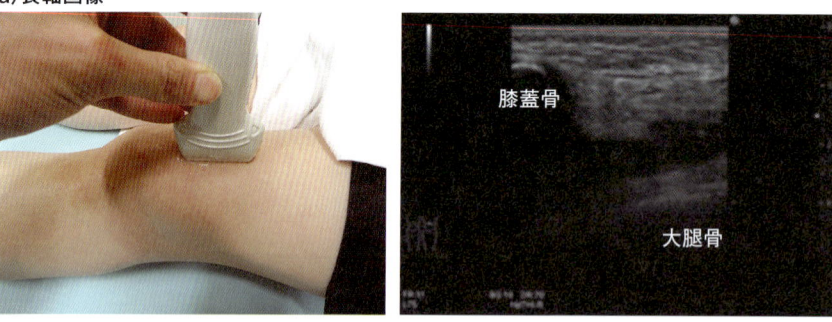

a）長軸画像

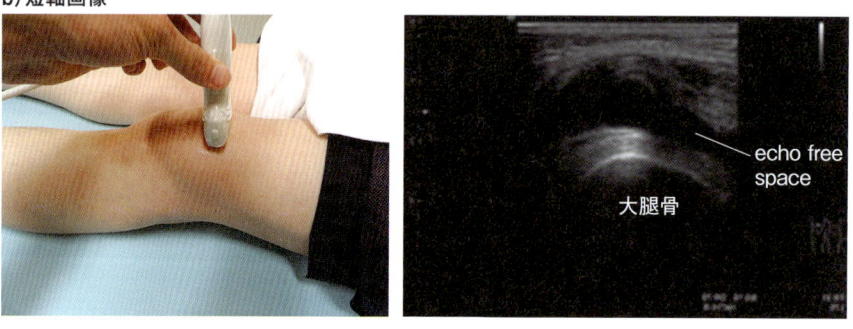

b）短軸画像

図5 ◆ 関節水腫のエコー所見とプローブのあて方
関節液が少量の場合は膝蓋骨を圧迫すると，関節水腫を検出しやすくなる．

　先ほどの症例に戻りましょう．
　関節裂隙狭小化あり，骨棘中等度あり，骨硬化像もあることからグレードは3，ちなみに健側は関節裂隙の狭小化が疑わしく，骨棘形成の可能性もありそうで，グレード1ですね．患者さんは，今は畑が忙しく，まずはかかりつけ医である先生に診てほしいと希望がありました．さて，次に膝OAに対してどんな保存治療があるかみていきましょう．

❷ 処方・処置はどうする？〈GPの思考回路〉

> 普段は畑に出るといわれているからな～．まずは痛み止めと湿布．畑の合間に，リハビリ通院してもらうとするか．こんなワンパターンな方針しか知らないな，反省…．そういえば，膝の関節注射は，昔整形外科医に感染だけは絶対注意しろよ，っていわれたな～．効くのかどうかもわからないし，やめておくか…．

1）整形外科より

リハビリを考えただけ立派ですよ．膝OAの治療は，薬物療法，非薬物療法，外科治療の3つに分かれますが，各種ガイドラインでは，薬物療法だけでなく，運動療法や減量，有酸素運動などの非薬物療法・運動療法の併用が推奨されています．実際のところ，患者さんの年齢やライフスタイルがさまざまなことから，ガイドラインの推奨をすべて守っていただくことはなかなか難しいと感じています．

今回はそのなかでも，日々の診療において，現実的と思われる治療について説明してみたいと思います．詳しくは文献3をご覧ください．

a）内服

膝OAは軟骨の変性により滑膜炎が惹起され，疼痛と大きく関連しています．ガイドライン上は，アセトアミノフェン，NSAIDs，COX-2阻害薬が推奨され，それでも効果がない場合に，弱オピオイドを考慮してもよいと記載されています．ちなみに，グルコサミンやコンドロイチン硫酸の内服は有効性が証明されておらず，どの診療ガイドラインでも否定的なようです．

b）外用薬

湿布（外用NSAIDs薬）は経口薬との併用や代替が有効とされており，初期治療として有用です．

c）関節注射

ヒアルロン酸（HA）の関節内注射は，プライマリ・ケアの現場でも求められる手技の1つです．その臨床効果に関しては多くの報告があります．HAは失った関節液の潤滑度を改善させるだけでなく，抗炎症作用や軟骨保護作用などさまざまな効果が期待されています[4, 5]．

一方で，諸外国のガイドラインでは「推奨しない」もしくは「効果は不明」とされているという事実もあります．本邦では推奨度は高く，適正使用によりその効果は十分期待できます．アルツ®やスベニール®は週1回連続5回，高分子HAのサイビスク®は週1回連続3回注射します．コストや回数が異なるため，事前に確認が必要です．ステロイド関節内注射の効果についてはいまだ議論の分かれるところです．関節内へのステロイド注射はHAと同等もしくは劣るとする報告や[6, 7]，この患者さんのような糖尿病をはじめ，全身疾患への影響などが懸念されます．さらに，感染が否定できない症例では禁忌ですので，使用するか判断に悩むかと思います．ちなみに筆者は日常診療では腱鞘内注射を除いて，ステロイドの関節内注射は極力行わないようにしています．

2) 手技のコツ

a) 消毒

　関節内注射の最も重要な点は穿刺部位の消毒とイソジンが乾燥するまでじっと待つことと，術者の手指消毒です．一番整形外科医が気にすることですね．Leeらによると HA 関節内注射による化膿性膝関節炎は 10 万人に対し 2.7 人発生したと報告しています[8]．注射後の入浴については明らかなエビデンスはありませんが，菌の混入を悪化させることは考えにくく，入浴は許可しています．穿刺吸引で太い針を使用した場合は入浴を控えたり，穿刺部を防水パットで覆ったりする方がリスクは低くなると考えます．

b) 穿刺針の選択

　使用する針は HA 関節内注射では 23 ～ 25G を，感染疑いや関節水腫吸引目的の関節穿刺を行う場合は 18 ～ 22G を用います．

c) 膝蓋骨外側穿刺

　一般的に膝蓋骨上縁の高さで外側から膝蓋大腿関節内を狙って刺入します．筆者の経験上ですが，大腿骨外顆辺縁に骨棘形成があると，膝蓋骨の可動性が悪かったり，針の刺入ルートに骨棘があり関節内までうまく入らなかったりすることがあります．骨膜や滑膜内に薬液が入ってしまうと激しい痛みを伴います．

d) 外側膝蓋下穿刺

　膝蓋骨外側穿刺は，両膝に注射をする場合，注射後にベッドの上で 180°ぐるりと回転する必要があります．そこでお勧めは外側膝蓋骨下アプローチです．患者さんは椅子に座った状態で，膝蓋骨下縁，膝蓋腱外側のくぼみを見つけ，脛骨長軸に対して，45°外側，45°尾側から大腿骨顆間部を狙って刺入します．このアプローチであれば痛みは少なく，骨棘形成があっても関節内注射の精度が上がります．両膝であれば同時に消毒して，体位も変更せず短時間で終了できます．

e) 関節穿刺と関節注射，そして関節エコー

　Robertら[9]の報告では，関節穿刺を目的とするならば膝蓋骨外側が適しており，HA 注射のみであれば外側膝蓋下を推奨しています（図6，7）．さらに，精度を向上させるのであればエコーガイド下に穿刺するとほぼ 100 ％になると記載されています．やはりエコーが強力なサポートツールになることは間違いなさそうです．

 コラム：治療あれこれ

内服：

● アセトアミトフェン

　高齢者で腎機能障害があるなど，なかなか NSAIDs が使いにくい場合，まずはアセトアミノフェンで除痛が得られないか，試してみましょう．

　アセトアミノフェンは 50 年以上前から使用されてきた歴史の古い薬で，安全性や長期内服も可能です．2011 年より 4 g/ 日まで用量が拡大され，OA に対しても適応が追

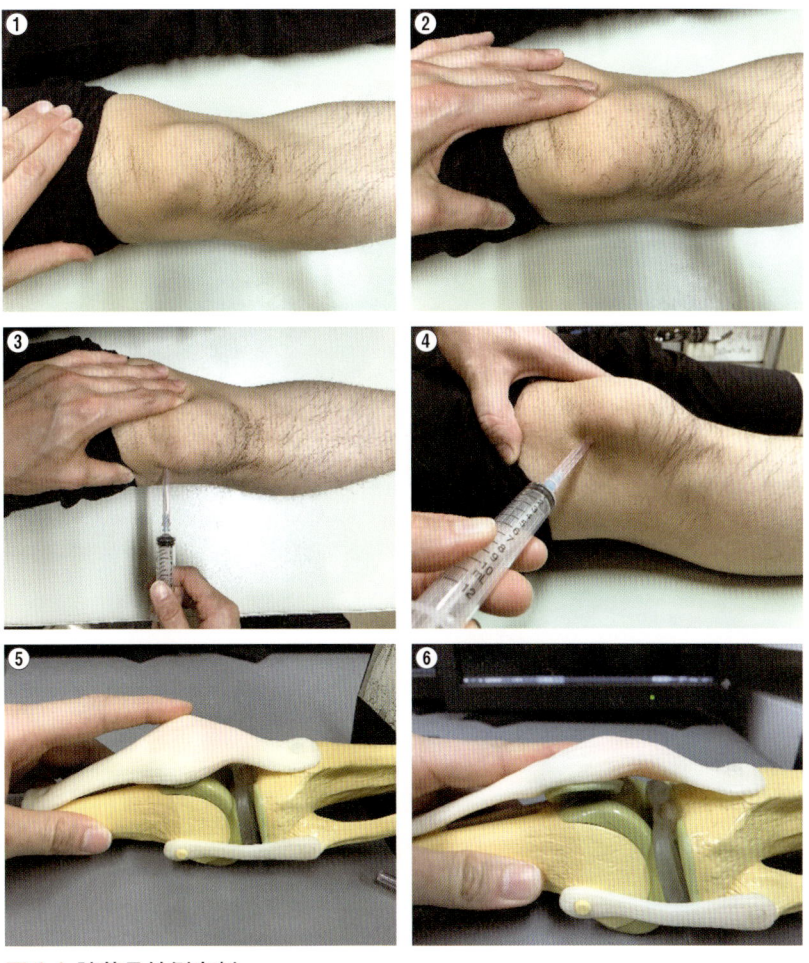

図6◆膝蓋骨外側穿刺
①〜④：膝蓋骨を外側にシフトさせ，関節面を狙って穿刺する．
⑤，⑥：膝蓋骨を外側にずらし，わずかにかたむけると，関節腔が広がり穿刺しやすくなる．

加され，使用頻度は増加しています．1錠の用量も200 mg，300 mg，500 mgがあり，個々の1日用量に応じて錠数の調整も可能です．使用上の注意点は，肝機能障害の既往や，高齢者には1,500 mg/日以下から開始する方がよいとされています．腎障害，消化管障害，心血管障害に対しては用量依存性に増加する報告もあり，はっきりとした根拠は示されていませんが，現状では2 g/日を超えない方がよいでしょう[10]．

● NSAIDs

アセトアミノフェンでは十分な効果が得られない場合や痛みが強い場合は早期からNSAIDsの使用を検討します．一方，高齢者が多い膝OA患者さんの場合，腎機能障害を有していたり，内科的合併症により抗血栓薬を内服されていたりNSAIDs内服による副作用が懸念されます．NSAIDsは早期OAだけでなく進行期でも使用可能ですが，

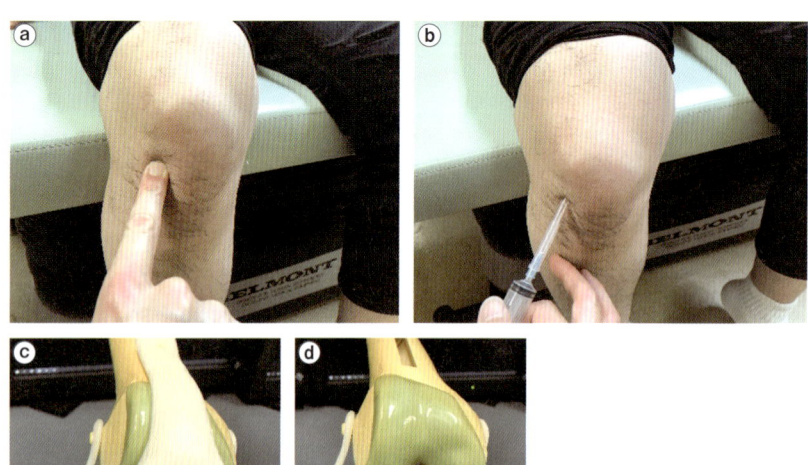
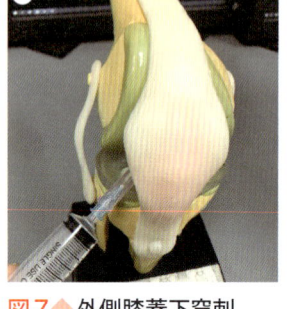
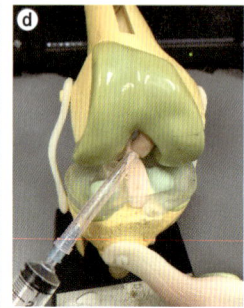

図7◆外側膝蓋下穿刺

膝蓋骨下縁，膝蓋腱外側のくぼみを触れ（ⓐ），45°外側，45°尾側から大腿骨顆間部を狙って穿刺する（ⓑ）．

消化管障害のリスクが高い場合はPPIなどの消化管保護剤を併用すること，そして長期間の使用は避けることを心がけています．

● COX-2阻害薬

ガイドラインでも安全性の高いCOX-2選択的阻害薬が推奨されており，本邦ではセレコキシブ（セレコックス®）100 mg 1回1錠 1日2回が使用可能です．COX非選択性阻害薬と比較し，消化管障害のリスクは1/2であり，プロトンポンプ阻害薬を併用することでさらに低減します[11]．

● 弱オピオイド（トラマドール）

前述の除痛効果が十分でない場合は，弱オピオイドへの切り替えが推奨されています[12]．慢性疼痛に適応を有するトラマドールはアセトアミノフェンとの合剤であるトラムセット®と，トラマドール単剤（トラマール®，ワントラム®）があります．主な副作用に嘔気があり，トラムセット®は1錠でも嘔気が出てしまい，内服継続が困難になるケースがあります．重要なのは副作用について医師から十分な説明をすることです．対策としてはドンペリドンなどの制吐薬を短期間併用，トラムセット®であれば1回0.5錠から開始，トラマール®であれば25 mgから使用する方法もあります．前述のセレコキシブ内服中でしたら，併用可能ですし，朝方の痛みが強い場合はトラムセット®1錠を眠前に内服すると嘔気も出にくく，起床時の除痛に効果的です．比較的若年者や，仕事や運転への影響が懸念される場合はワントラム®（トラマドール100 mg）1日1回を検討してみてください．

外用薬：

　従来からNSAIDs外用剤はパップ剤やテープ剤，大きさ，使用感など患者さんのニーズに合わせて，多くの選択肢があります．2016年1月に発売開始した新規経皮吸収型消炎鎮痛薬であるエスフルルビプロフェン・ハッカ油製剤（ロコア®テープ）が注目されています[13]．従来の製剤と比較して，優れた皮膚透過性，早期からの効果発現や血漿中の移行性が示されています[14]．注意点は添付文書に記載されていますが，1日貼付枚数は2枚を超えてはいけないこととされています．また，消炎鎮痛薬との併用は可能な限り避けることとし，やむをえず併用する場合には，必要最小限の使用にとどめ，患者さんの状態に十分注意するように記載されています．普段から貼付剤を使用中の患者さんで，NSAIDs内服を積極的に使用しにくい方であれば切り替えも検討してみてはいかがでしょうか．

❸ 専門医への紹介は？〈GPの思考回路〉

　減量，生活習慣改善，運動療法や薬物治療を行っても症状が改善しない，連続歩行距離が500 m以下に制限される場合など，保存的治療でも痛みが続き，日常生活に支障が出ている場合は，患者さんと相談のうえ，手術を考慮するタイミングです．

　そのほか，X線変化のわりに痛みが強い，熱感，発赤，腫脹や夜間痛が強い場合などは膝OA以外の疾患の可能性もあるためご紹介いただければと思います．

❹ 専門医が行うこと〈専門医の思考回路〉

　すでに保存治療で除痛効果が得られない，日常生活に支障をきたしている患者さんで手術を希望された場合は，再度，かかりつけの先生の紹介状をもとに，病歴や生活習慣，今までの治療法などを総ざらいして，保存的治療の可能性を探ります．おもしろいことに膝の痛みが実は腰椎や股関節，足関節の疾患から生じている可能性もあるので，そちらも探ります．しかしながら，痛みが強い場合は，やはり手術適応となってしまいます．保存治療の可能性と手術治療の必要性，利点，欠点を患者さんとご家族に十分時間をかけて説明し，治療方針を決めていきます．

　膝OAに対する術式は，年齢，活動レベル，変形の程度に応じて関節鏡視下デブリドマン，高位脛骨骨切り術，人工膝関節置換術を選択します．手術が決定したら，抗凝固薬や糖尿病薬，生物製剤など，周術期に休薬すべきが内服薬がないか，このチェックは特に気を遣っています．さらに手術となる患者さんは高齢の方も多く，骨粗鬆症の有無が術後成績にも影響を及ぼすことが報告されていますので，術前に骨密度を計測し骨粗鬆症と診断した場合は，薬物導入するか検討します[15]．

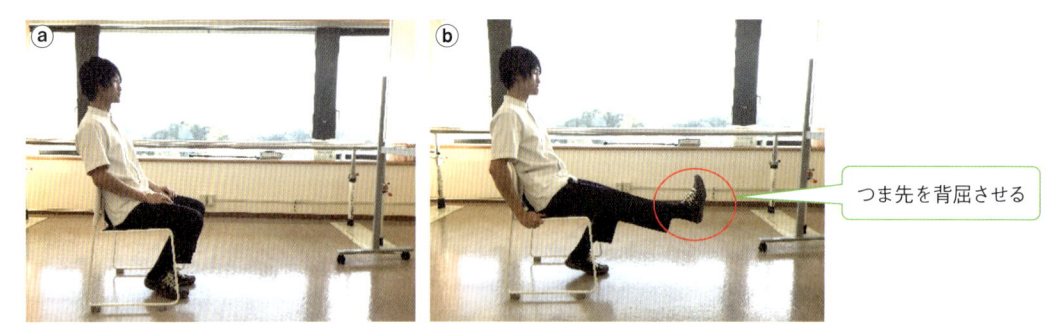

つま先を背屈させる

図8◆四頭筋訓練

⑤ 患者フォローアップのポイント

　整形外科で，関節注射の方針決定，内服薬のコントロールを受け，患者さんはあなたの外来に帰ってきました．これからは，薬物療法に加えて運動療法を継続してもらいます．ここでは少し詳しく運動療法について説明していきましょう．

1）運動療法

　膝OAに対する運動療法は，まずは減量，正座を控えるような生活に変えていくことです．運動療法についてはOARSI（osteoarthritis research society international）においてもエビデンスが確立されており，関節注射や内服と同等かそれ以上の効果が期待されます．セルフトレーニングできる簡単な筋力訓練，可動域訓練，バランス訓練などを指導していきます．大切なのは続けていただくことです．効果を実感できるにはどうしても時間がかかります．外来を受診された際に，「運動は続けられていますか？」，「痛みは出ていませんか？」，「運動の方法でわかりにくいことはありませんか？」など定期的に経過を聞いて一緒に頑張っていく姿勢を示すことで継続していけるのではないでしょうか．

　金子ら[16]は最も重要なのはアドヒアランスであり，運動療法を受動的でなく能動的に行わせ，継続させることと報告しています．

　運動療法にはさまざまな方法がありますが，外来中に短時間で指導でき，高齢者が自宅で1人でも行えるような簡単な運動が理想です．ここでは普段筆者が外来で指導している3つの運動療法についてご紹介します．

a）四頭筋訓練

　椅子に座った状態で，両手で座面を支えます．片足をゆっくり伸ばし，10秒間キープし，ゆっくり下ろします（図8）．伸展時につま先を顔に向けて背屈させると効果が高まります．1日2回左右5〜10回ずつ行います．

b）内転筋訓練

　一般的にはボールを使ってエクササイズしますが，弘前大学総合診療部の小林只先生に教えていただいたペットボトルを使った方法があります．椅子に座った状態で，水を入れた500 mLの四角柱のペットボトルを膝関節やや近位部に挟み，10秒間ぐっと力を入れます（図9）．1日

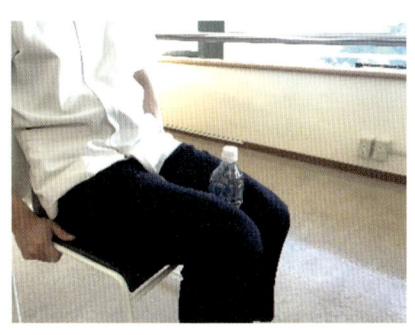

図9 ◆ 内頭筋訓練

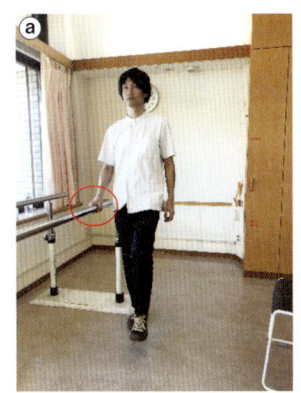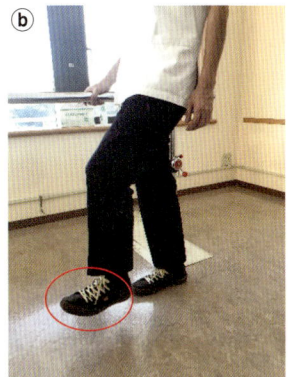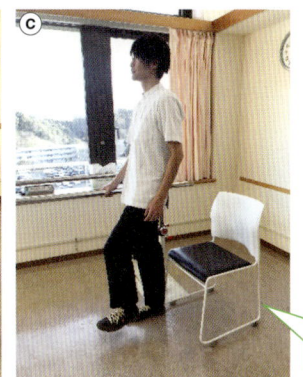

不安が強い場合は
椅子を用意する

図10 ◆ 外転筋＋バランス訓練

10セットが目標です.

c）外転筋＋バランス訓練

ロコモ対策のなかにもあるロコトレと同じ片脚立ち訓練です[17]. 机や手すりなどつかまるものがある場所で，開眼した状態で姿勢をまっすぐに保ち，床につかない程度に片脚を上げます（図10）. 左右1分ずつ1日3回行います.

2）本症例のその後

患者さんは，頑張って運動療法を続けましたが，やはりもともとの変形が強く，痛みは徐々に増悪してしまいました. トイレに行く立ち上がりにも支障をきたすようになり，ご本人も悩んだ末，手術を受けることになりました. 患者さんは前向きで，術後も今までと同じように運動療法を頑張って，また畑に出たいと笑顔でいわれました.

● まとめの自己採点（整形外科編）

　以上本稿では整形外科領域，特に膝痛への対応をみてきました．プライマリ・ケアの現場では膝OAによる膝痛に悩まされている患者さんに遭遇する機会は多いと思います．今回のように，手術に至る方はごくわずかで，多くの方が膝痛を抱えながら生活しているのが実情です．要介護の原因の1つが関節疾患であり，女性は男性に比べ，運動器疾患が要介護の原因の3割を占め，男性の3倍にも及んでいます[18]．比較的早期の段階で運動療法を中心に介入できれば，膝だけでなく，全身の運動機能の改善が見込まれ，介護予防につながることが期待されます．ぜひ，患者さんと一緒に，一歩踏み込んだ治療を実践してみてください．

　　一人診療所で，

- ☑ 病歴聴取，診察，X線画像から変形性膝関節症を診断できる
  - → 初期研修医レベル！
- ☑ 症状に応じて，薬物療法，運動療法を選択することができる
- ☑ ヒアルロン酸関節内注射を実施することができる
- ☑ 症状が改善しない場合は，専門医へ紹介することを考慮できる
  - → 総合診療医レベル！
- ☑ 重症度に応じて手術治療を選択，患者さん・家族に術式，合併症などについて説明できる
  - → 整形外科医レベル！

➡ 沖縄の離島診療所（島には医師一人）でのリアルワールド

「感染が否定できない症例では禁忌」

　70歳，男性，高血圧症と変形性膝関節症がある．高血圧症は離島診療所でフォローされていたが，変形性膝関節症については，本島に用事があるときに本島の整形外科を受診，関節注射をされていた．ある日，離島診療所へ10日前にステロイド関節注射をした右膝が少し腫れてきたと独歩で来院．全身の発熱はないが，右膝には軽度の熱感，腫脹があった．変形性膝関節症の悪化とも考えたが，医原性の感染はまれではある[19]が感染は否定できないと考え，関節液穿刺を行った．関節液のグラム染色では，多核白血球は多数も菌体は見えず，培養を本島の総合病院に提出，培養陰性なら変形性膝関節症としての治療を検討することとした．病状の悪化はなかったが，4日後に黄色ブドウ球菌陽性の報告があり，本島の総合病院に紹介，医原性の細菌性関節炎の可能性が高いとの診断となった．

〈本村和久〉

文 献

1) 古賀 寛，他：縦断研究によるX線所見の変化—大規模集団検診による疫学調査から—．Bone Joint Nerve，6：481-484，2016

2) 川口 馨：エコー診断による内側半月側方偏位とOAとの関連．Bone Joint Nerve，6：543-548，2016

3) 津村 弘：変形性膝関節症の管理に関するOARSI勧告 OARSIによるエビデンスに基づくエキスパートコンセンサスガイドライン（日本整形外科学会変形性膝関節症診療ガイドライン策定委員会による適合化終了版）．日本内科学会雑誌，106：75-83，2017
https://www.jstage.jst.go.jp/article/naika/106/1/106_75/_pdf/-char/ja

4) 草山喜洋，他：早期・初期変形性膝関節症に対するヒアルロン酸関節内注射の有効性．Bone Joint Nerve，6：603-609，2016

5) Masuko K, et al：Anti-inflammatory effects of hyaluronan in arthritis therapy: Not just for viscosity. Int J Gen Med, 2：77-81, 2009

6) Leighton R, et al：NASHA hyaluronic acid vs. methylprednisolone for knee osteoarthritis: a prospective, multi-centre, randomized, non-inferiority trial. Osteoarthritis Cartilage, 22：17-25, 2014

7) Tammachote N, et al：Intra-Articular, Single-Shot Hylan G-F 20 Hyaluronic Acid Injection Compared with Corticosteroid in Knee Osteoarthritis: A Double-Blind, Randomized Controlled Trial. J Bone Joint Surg Am, 98：885-892, 2016

8) Lee YK, et al：Utilization of Hyaluronate and Incidence of Septic Knee Arthritis in Adults: Results from the Korean National Claim Registry. Clin Orthop Surg, 7：318-322, 2015

9) Douglas RJ：Aspiration and injection of the knee joint: approach portal. Knee Surg Relat Res, 26：1-6, 2014

10) 村岡 成，川合眞一：アセトアミノフェンの適応と限界．炎症と免疫，24：123-128，2016

11) Zhang W, et al：OARSI recommendations for the management of hip and knee osteoarthritis: part III: Changes in evidence following systematic cumulative update of research published through January 2009. Osteoarthritis Cartilage, 18：476-499, 2010

12) 金子晴香，他：変形性膝関節症の疼痛：病態．THE BONE，30：253-261，2016

13) 西田圭一郎：変形性膝関節症に対する薬剤選択と治療の実際—エスフルルビプロフェン製剤を中心に—．新薬と臨牀，66：663-667，2017

14) 八田羽幾子，他：変形性関節症（変形性脊椎症を含む）に対する新規非ステロイド性抗炎症薬エスフルルビプロフェンプラスター剤の長期投与時の有効性および安全性について．臨床整形外科，52：327-338，2017

15) Prieto-Alhambra D, et al：Association between bisphosphonate use and implant survival after primary total arthroplasty of the knee or hip: population based retrospective cohort study. BMJ, 343：d7222, 2011

16) 金子晴香，他：変形性膝関節症の運動療法．MB Orthopaedics，29：70-78，2016

17) 日本整形外科学会公認ロコモティブシンドローム予防啓発公式サイト：https://locomo-joa.jp/locomo/

18) 厚生労働省大臣官房統計情報部：平成26年国民生活基礎調査（平成25年）の結果から グラフでみる世帯の状況
http://www.mhlw.go.jp/toukei/list/dl/20-21-h25.pdf

19) Godwin M & Dawes M：Intra-articular steroid injections for painful knees. Systematic review with meta-analysis. Can Fam Physician, 50：241-248, 2004

プロフィール　**橋元球一**　*Kyuichi Hashimoto*

高知県立幡多けんみん病院 整形外科
今回私に与えられたテーマは，一人でもできる膝痛の患者さんへの対応でした．地域の病院や離島支援の経験もあり，内科＋整形外科という立場から執筆させていただきました．膝OAで手術する方よりも保存治療の方が圧倒的に多いので，保存治療をうまく組合わせることで痛みが軽減し，ADLを維持できる可能性もあります．皆さんの日常診療の一助になれば幸いです．

血尿が出た
—肉眼的血尿（泌尿器科）

齋藤駿河，奥野　博

🔵 はじめに

　「先生！ 真っ赤な尿が出た！」「え〜，アセロラ？ ロゼ？ 赤ワイン？ トマトジュース？ どれ？」こんな会話が，日々泌尿器外来では飛び交っています（笑）．冷静に考えたら変ですね．そのくらい，泌尿器科外来には，血尿の患者さんがたくさん来られます．今回は，一歩踏み込んだ血尿へのアプローチについて，一緒に学びましょう．

Keyword ▶　肉眼的血尿　　膀胱タンポナーデ　　膀胱がん

> **今回の患者さん**
>
> 73歳，男性．「今朝突然血尿が出た！」と血相を変えて診療所へ飛び込んできた．

① 診断はどうなる？〈GP の思考回路〉

　GP：血尿か〜．じゃあ，すぐ検尿回しておいてください！ バイタルが大丈夫なら，尿検査の結果が出てから診察しますね〜．熱とか排尿時痛はないんですか？

　看護師：ないみたいで〜す！

1）泌尿器科医より：まずは自分の目で確認を

　一番大事なのは，血尿の程度を自分の目で確認することです．目視でトマトジュースのような血尿であれば，すぐに診察です．泌尿器科医をしていると，「先生，血尿です！」という言葉からだけでは緊急度合いが判断できないため，必ず自分の目で確認するようになりました．泌尿器科医なら誰もが口を揃えていうことです．実際には，濃縮尿や混濁尿だったり，ビリルビ

ン尿のこともあれば，女性の場合は不正性器出血だったり，これらはまさに，"泌尿器あるある"ですね.

〈続き〉

看護師：えー，先生，これどう見ても血尿ですよ！
血の塊もあるし….

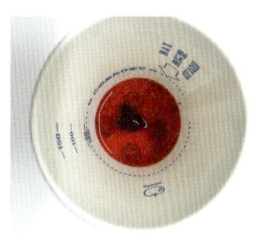

2）泌尿器科医より：血尿から緊急度を見分ける

簡単にいえば，透けているかどうかで，緊急度を分けています.尿の後ろが透けて見える場合は慌てません.後ろが透けて見えない場合（赤ワイン）はちょっと慌てます.その際は，腹部エコーで凝血塊がないか確認します.一番怖いのは膀胱タンポナーデ（後述）です.トマトジュースのような場合は活動性の出血が疑われ，すぐに泌尿器科に紹介です.血尿スケールがありますので参考にしてみてください（図1）.

❷ 処方・処置はどうする？〈GPの思考回路〉

まずは膀胱がパンパンに張っていないか，エコーでチェックしよう.あ，凝血塊が多く，膀胱が張っている…（図2）.これが，膀胱タンポナーデか….太めのカテーテルを挿入して，えっと….

● 泌尿器科医より

a）とにかく凝血塊を除去！

膀胱タンポナーデのとき，まずは膀胱内にある凝血塊を除去することが第一なので，できるだけ太いカテーテルを入れます.探るように凝血塊の除去を行うのですが，凝血塊は膀胱内を浮遊しては重力で下に落ちるので，生理食塩液を注入し，それと一緒にググッと勢いよく吸引します.何回かくり返しても除去できない場合は，さらに太いカテーテル，あるいは3つ穴が

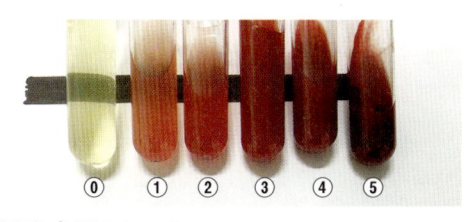

図1◆血尿スケール
① うすいピンク，② 後ろが透ける，③ 後ろが透けない，
④ ③と⑤の間，⑤ ほぼ血液.

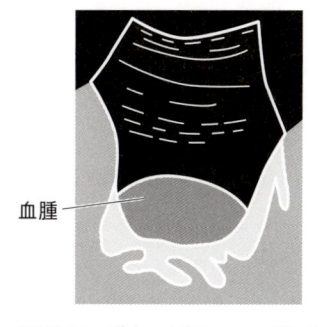

血腫

図2◆膀胱タンポナーデのエコー像イメージ

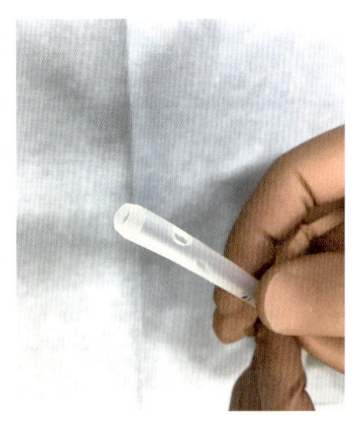

図3 ◆ 三孔先穴カテーテル

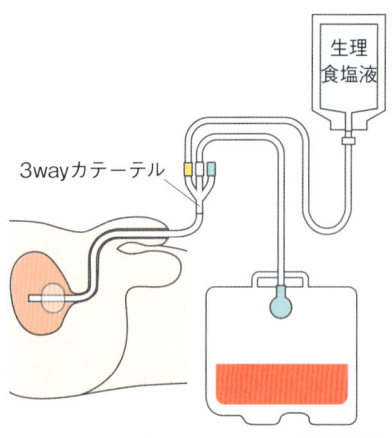

図4 ◆ 3way カテーテルでの膀胱灌流

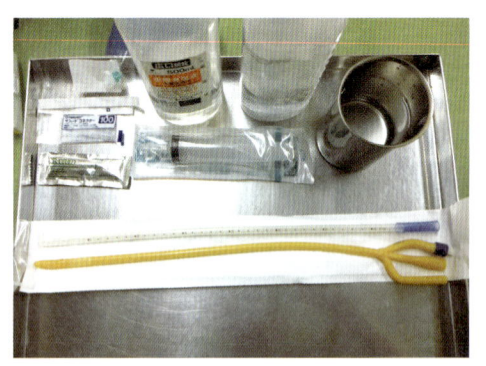

図5 ◆ 膀胱灌流セット

開いている三孔先穴カテーテル（図3）が院内のどこかにあるかもしれません．試してみましょう．ちなみに，カテーテルの先端に2つ以上穴が空いている多孔式は，注入した生理食塩液を優先的に吸引してしまう傾向にあり，一方で，単孔カテーテルは凝血塊を選択的に吸引しやすいという報告もあります．泌尿器科がどれだけ凝血塊を除去するのに必死か，おわかりいただけるかと思います．凝血塊がうまく除去できなければ，エコーガイド下で膀胱内を確認し，凝血塊を確認しながら除去するとよいでしょう．

b) 血尿が続いたら膀胱灌流

凝血塊をすべて除去できたとしても，まだ血尿が続く場合は，またすぐに凝血塊ができてしまう恐れがあります．また必死に凝血塊を除去するのは懲りごりですね．3way尿道カテーテルがあれば留置し，生理食塩液での膀胱持続灌流を行いましょう（図4, 5）．膀胱灌流をしても血尿が持続するときは，経尿道的な止血術が必要となりますので，泌尿器科に連絡してください．

もし，緊急性があるか迷った場合にも膀胱洗浄が有用です．ちょうど経管チューブで上部消化管出血がないか，胃洗浄をするのと同じですね．これでアクティブな出血があるかどうか評価できます．14Frネラトンカテーテルでよいので，膀胱内を生理食塩液で洗ってみましょう．透明になってきたら，ひとまず安心です．

❸ 専門医への紹介は？〈GPの思考回路〉

　　成人の肉眼的血尿の4大原因は，① infection，② stone，③ trauma，④ tumorですが，だいたいは，病歴や症状で判断できると思います．しかし，無症候性の肉眼的血尿は，

　　Gross, painless hematuria is a malignancy until proven otherwise.

といわれるように，診断がつくまでは泌尿器科悪性腫瘍によるものとみなしましょう．忙しい外来では，「血尿を認めますので御高診お願いします」という紹介状をついつい書いてしまいがちです．膀胱がんに限っていえば，残念ながら明らかなスクリーニングは存在していません．膀胱がん診断のゴールドスタンダードは膀胱鏡（内視鏡）ですが，上部消化管内視鏡のようには行えませんよね．無症候性血尿の患者さんの約2割（13〜28％）が膀胱がんと診断されているデータがある[1]ので，まずは外来でできること，非侵襲的な「尿細胞診」と「腹部エコー」を行うのがよいでしょう．尿細胞診の感度40〜60％で特異度は90％，腹部エコーは管腔臓器であり5 mm以下は描出困難といわれますが，両方を行うことで，診断感度が96％に上がったという報告もあります[2]．

❹ 専門医が行うこと〈専門医の思考回路〉

　　診療所の先生の懸命な膀胱洗浄のおかげで，出血はおさまり，泌尿器科医にバトンタッチされました．緊急の膀胱鏡を行ったところ，膀胱内の凝血塊は認められませんでしたが，膀胱後壁から頂部にかけて，広基性腫瘍が見つかりました．膀胱造影MRIでも同部位に4×3 cm大の造影される腫瘍が認められましたが，膀胱壁外に浸潤はありませんでした．幸い，遠隔転移はなく，表在性膀胱がん（病期分類T1N0M0）の診断で，数日後に経尿道的膀胱腫瘍切除術（後述）が行われました．術後の経過は良好で，無事に退院となりました．

1）膀胱鏡

　　出血源検索のためには膀胱鏡（図6）が必要です．膀胱鏡というと，ひと昔前は，金属製の筒を尿道から挿入して膀胱内を観察する検査で非常に痛いイメージがありましたが，最近では軟性鏡（いわゆる内視鏡）なので，だいぶ楽になりました．内視鏡なので，尿路のどこから出血しているかは一目瞭然ですね．腎臓や尿管といった上部尿路からの出血の場合も，尿管口（図7）からの血尿の吹き出しが見えます．

2）経尿道的膀胱腫瘍切除術（TURBT）

　　表在性膀胱がん（筋層非浸潤性がん）の場合は，経尿道的膀胱腫瘍切除術（TURBT：trans-urethral resection of bladder tumor，図8）で切除できますが，膀胱内に再発しやすいという特徴があり，再発のリスクが高いと判断した場合は，予防的に膀胱内注入療法を併用します．一方，筋層浸潤性膀胱がんの場合は基本的に膀胱全摘となります．

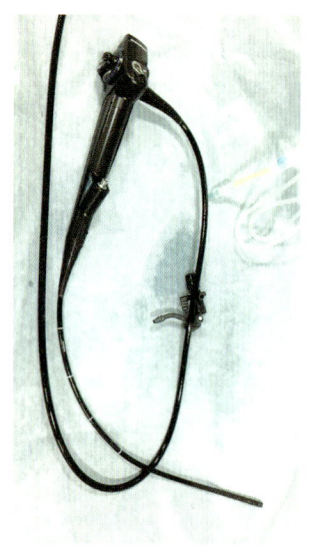

図6◆膀胱鏡

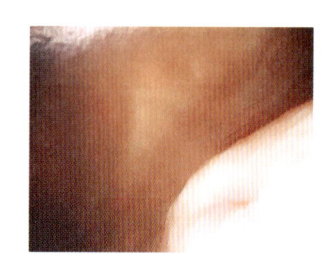

図7◆尿管口

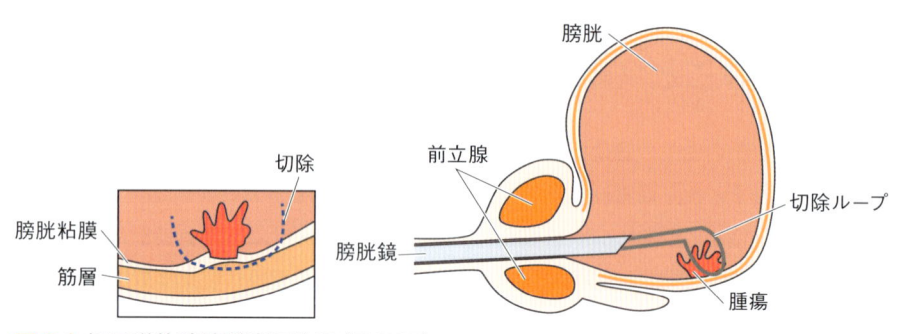

図8◆経尿道的膀胱腫瘍切除術（TURBT）
膀胱鏡を挿入し，ループ状の電気メスで腫瘍を切除する．

3）上部尿路の評価はどうするか？

　膀胱がんは膀胱鏡があるので診断のイメージがつきやすいですが，ではその上にある上部尿路（腎・尿管）の評価はどうするのでしょうか？ 消化管内視鏡では，上部・下部の内視鏡に加えて，小腸にはカプセル内視鏡やダブルバルーンが開発されていますよね．泌尿器科の領域でも，腎盂尿管鏡検査が可能ですが，全身麻酔下で行わなければいけないこと，尿管損傷のリスクがあること，尿管がかなり狭い管腔であるため腎盂まで内視鏡が到達しない可能性があることなどがあり，ひとまず造影CTが上部尿路の診断の第一選択です．腎の評価の他，尿路系の排泄相を撮影することで腎盂尿管の観察ができ，腎盂尿管がんの検出を行うことができます．また造影CT後KUB（腎尿管膀胱単純撮影）は尿路全体の輪郭を知ることができ有用です（図9）．腎機能障害などで造影剤が使用できない症例やCTで腎盂尿管がんが疑われた症例には，逆行性尿路造影を行います．膀胱鏡下で尿管内にカテーテルを挿入し，造影剤を直接腎盂内に注入

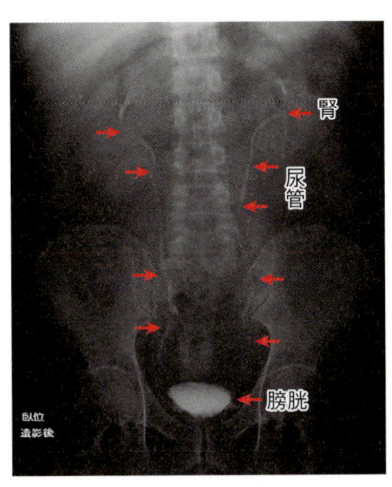

図9◆造影CT後KUB

して，腎盂・腎杯・尿管を撮影します．小腸造影検査と似たイメージですね．この際，腎盂尿管から直接尿を回収することで，より精度の高い尿細胞診検査が可能となります．

⑤ 患者フォローアップのポイント

● 症例の経過

　患者さんは3カ月ごとにフォローアップの膀胱鏡検査を行い，術後2年以降は間隔を徐々にのばし，4～6カ月おきに膀胱鏡などを行います．CTは1年ごとです．

　欧州泌尿器科学会のガイドラインでは高進展リスク腫瘍は上記のフォローアップとし，低進展リスク腫瘍では術後3カ月での膀胱鏡後は術後9カ月，以降は年1回のフォローとなっています．ただ経験上，2年以内の再発が多いため，多くの施設では表在性の膀胱がんは尿細胞診・膀胱鏡を3カ月ごとに行っています．「膀胱タンポナーデで経験した辛い思いと比べると，膀胱鏡なんて，へっちゃらだ！」と患者さんは強がっていますが…．現時点では，多少の苦痛を伴う膀胱鏡の回数を安全に減らせる可能性を検討したRCTはなく，最適なプロトコールは確立されていないのが現状です．

　ちなみに，精査により所見のない肉眼的血尿の場合でも，反復する肉眼的血尿の10％以上で，その後悪性腫瘍と診断された報告もあり，厳重な経過観察が必要です[3]．喫煙歴のある高齢者や，職業性発癌物質曝露既往歴を有する人など，いわゆる高リスク群の方には，検尿および年1回の尿細胞診は必要です[3]．

● まとめの自己採点（泌尿器科編）

　以上，本稿では凝血塊を伴う血尿の対応についてみてきました．凝血塊があればすぐに泌尿器科，なければ腎臓内科的および産婦人科的検査も考慮に入れ，精査をしましょう．尿細胞診

の感度がそれほど高くないので，明らかな異常が見つからなければ，泌尿器科的な疾患，つまり悪性腫瘍を念頭に画像検査を進めましょう．50歳以上の血尿の原因第1位は膀胱がんですし，手術適応となる前立腺肥大症の患者さんの12％に肉眼的血尿を認めます[4]．今回のように，一人診療所で膀胱タンポナーデの患者さんが来院され，膀胱洗浄をしながらの搬送は，本当に頭の下がる思いです．バトンを受ける泌尿器科医も一生懸命に精進していきたいと思います．

一人診療所で，

☑ 膀胱タンポナーデの有無を確認し緊急性の有無を判断できる
　　→ 初期研修医レベル！

☑ 膀胱タンポナーデの初期対応（凝血塊除去と膀胱洗浄）ができる
　　→ 総合診療医レベル！

☑ 膀胱鏡にて出血部位を確認し，治療方針を決定できる
　　→ 泌尿器科医レベル！

コラム①：隠れた血尿も実は要注意

　わずかな血尿が続く場合は，精査をすすめるわけですが，診察時には肉眼的血尿が消失してしまっている方も多くいます．「また血尿が出たら受診してください」という言葉は実は危険で，膀胱がんの場合，血尿は間欠的なことが多く，次に出現したときには進行がんになっていたという事例もあります．必ず検査を行いましょう．

コラム②：薬剤と血尿

　抗凝固薬内服中の患者さんが「血尿が出た」というとき，それは薬のせいだと思ってしまいがちです．しかし，肉眼的血尿のおよそ1/4にがんが隠れていたとの報告もあり，通常通りのスクリーニングは必須です[5]．その他，出血性膀胱炎をおこす薬剤の代表例として，シクロホスファミド（エンドキサン®），抗アレルギー薬のトラニラスト（リザベン®）があり，免疫抑制剤治療中の患者さんでは，アデノウイルスによる出血性膀胱炎が生じることがあります[6]．

コラム③：血尿のタイミングと出血部位

　排尿中のいつの時期に血尿が出現するかで，出血部位を推定することができます．呼吸器の聴診に似ているかもしれません．cracklesが聞こえるタイミングで，肺のどこが障害を受けているかがわかると研修医時代に習った記憶があります．尿道からの出血は，尿道口に近いために，尿のはじめ（初尿）に出てきます．また終わりの方に出血するのは前立腺または膀胱頸部からです．これははじめは膀胱内の綺麗な尿が排出されるからです．膀胱からの出血は，膀胱内がすでに均一な血尿になっているので，はじめから終わりまでずっと（全尿），同じ色をした血尿です[7]．

➡ 沖縄の離島診療所（島には医師一人）でのリアルワールド

「先生！真っ赤な尿が出た！」

　60歳男性が「先生！真っ赤な尿が出た！」と来院．外来は混雑しており，とりあえず，検尿に案内するとなかなかトイレから出てこない．呼びに行くと「気分が悪い」と倒れ込んだ．なんとかベッドに移動，血圧を測ると70/40 mmHg．トイレには血塊混じりの尿が散在．話を聞くと「作業中に転倒したときに左腰を打った．その後尿に血が混じった」とのこと．腹部エコーでは左腎周囲腔の血腫あり[8]．これは腎外傷後の血尿と判断，定期のフェリーが出る直前だったので，輸液しつつ港に直行，病院まで付き添い搬送した．患者は塞栓術を施行し無事に止血．助かってよかった．

〈本村和久〉

文　献

1) 「膀胱癌診療ガイドライン2015年版」（日本泌尿器科学会／編），医学図書出版，2015
2) 山下俊郎，他：経腹的超音波検査と尿細胞診による膀胱癌スクリーニングの成績．日本泌尿器科学会雑誌，84：469-472，1993
3) 「血尿診断ガイドライン2013」（血尿診断ガイドライン編集委員会／編），ライフサイエンス出版，2013
4) Mebust WK, et al：Transurethral prostatectomy：immediate and postoperative complications. Cooperative study of 13 participating institutions evaluating 3,885 patients. J Urol, 141: 243-247, 1989. J Urol, 167：5-9, 2002
5) Van Savage JG & Fried FA：Anticoagulant associated hematuria: a prospective study. J Urol, 153：1594-1596, 1995
6) 国立研究開発法人国立長寿医療研究センター 長寿医療マニュアル 血尿スケール：http://www.ncgg.go.jp/hospital/iryokankei/documents/ketunyo2.pdf
7) 「Campbell-Walsh Urology, 11th ed., in 4 vols」（Wein AJ, et al, eds），Elsevier, 2016
8) 「腎外傷診療ガイドライン2016年版」（日本泌尿器科学会／編），金原出版，2016　www.urol.or.jp/info/guideline/data/19_renal_trauma_2016.pdf

プロフィール　**齋藤駿河** *Suruga Saito*

国立病院機構京都医療センター 泌尿器科
泌尿器科をサブスペシャリティーとした総合診療医をめざしています．宇宙が好きで宇宙医学にも興味をもっていますが，現在はその夢を胸に秘め，排尿トラブルと格闘の毎日を過ごしています．

奥野　博 *Hiroshi Okuno*

国立病院機構京都医療センター 診療部長／泌尿器科科長

歯が抜けた
—歯の脱臼性外傷（歯科）

大木理史

● はじめに

　コンビニより多い歯科医，なんていわれる昨今ですが，日常診療において，歯科で困ったことはありませんか？ 夜中に歯が痛くて診療所に駆け込んできたり，被せ物がとれたり（ご自身の経験もあるでしょう），麻酔科研修で出っ歯（上顎前突といいます）の患者さんの気管挿管に慎重になったり…．医師ならば歯科のことはある程度わかっているだろう，と患者さんに思われがちですよね．紹介状を書くときに，歯の正式名称を知らず急いで調べたこともあるかと思います．本稿では，「歯科あるある」の1つ，歯が抜けてしまった症例を通して，歯科のことを学んでいきましょう．決して抜けた歯を屋根の上になんか投げてはいけませんよ．

Keyword ▶　歯の脱臼性外傷　　歯根膜　　歯式図

> **今回の患者さん**
>
> 　7歳，男児．小学校の運動場でつまずいて顔面から転倒．鼻と唇に擦り傷はありますが，何より前歯が1本抜けてしまいました．今日は休日です．どうしましょう？

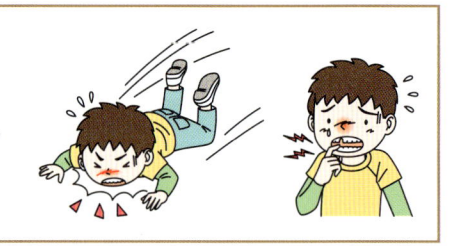

① 診断はどうなる？〈GPの思考回路〉

　おー，今日は休日だから，この歯を湿らせたガーゼにでも包んで，明日に歯科に行ってもらうか…．そうそう抜けた歯から出血もしていないので，それを患者さんに伝えて安心してもらおう．それよりも，他の損傷がないかしっかり診ておこう．これが医師としては大事，大事！ あれ，ちょっと待てよ．この抜けた歯は乳歯なのか，それとも永久歯なのか？ 連れてきてくれたのがおばあちゃんだから，わからないみたいだな．困ったな…．

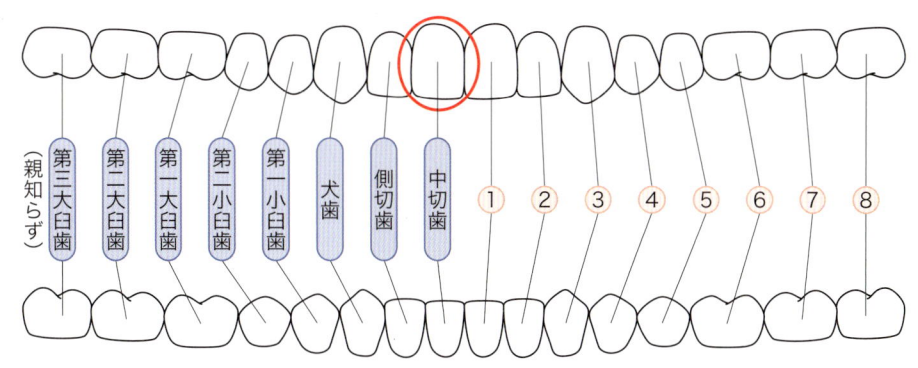

図1◆歯の名称

今回の症例は「上顎右側中切歯の外傷性脱臼」となる.

② 処方・処置はどうする？〈GPの思考回路〉

> そういえば，牛乳に浸けるってどこかに書いてあった気がするな〜．生理食塩液に浸けるとも書いてあったな．そもそも，抜けた歯をどのくらいの時間放置してもいいものだろうか？まさか抜けた歯を，きれいに洗って元に戻してもダメだよな〜．もうお手上げだ…．やっぱり紹介状を書いて，明日にでも歯医者さんに診てもらおう．

③ 専門医への紹介は？〈専門医の思考回路〉

前歯は歯科用語で中切歯と呼びます（**図1**）．上の歯であれば上顎，右か左かで右側，左側と付け加えます．つまり，今回は上の前歯の右側が抜けたので，病名欄には「上顎右側中切歯の外傷性脱臼」と記載すればOKです．そして歯科医としては，抜けた歯を再植できるか否かが一番大事なので「いつ頃受傷したか？」の情報は重要です．その他，歯周組織の損傷は必ずあるので，出血や裂傷の有無，隣接歯の損傷の評価も併せて記載いただければ，申し分ありません．とはいえ，歯科医は紹介状を鵜呑みにせず，ゼロの状態から診る習慣を身につけているので，そこまで気を遣う必要はありませんよ．

④ 専門医が行うこと〈専門医の思考回路〉

歯が抜けた，しかも小学校低学年の子どもの場合は，特に気を遣いますね．診療所の医師が処置をしてくださったその後，歯科医はどのように考えて対応しているのか，説明してみたいと思います．

1）脱落歯の保存

よくネットやテレビ番組でもとり上げられることがある「抜けた歯は牛乳に浸けて病院に行くといい」について，今回のケースはそれを思い出して対応してくれました．実際に牛乳に浸

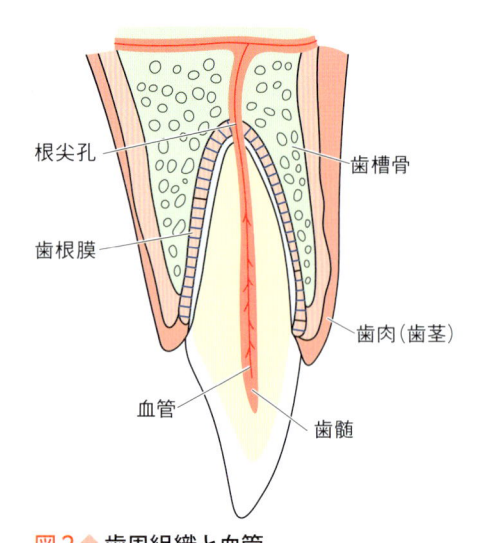

図2◆歯周組織と血管
脱臼歯では歯根膜の保存が非常に大事である．

ける理由とは何でしょうか？ それは「浸透圧」です．抜けた歯をもう一度戻すことができるかどうかは，抜けてからの時間が短く，歯の周囲についている**歯根膜**をどれだけ正常な状態で残すことができるかが非常に大事です（図2）．保存液中では4日目までなら安全に歯を保存できるという記載もあります[1]．この歯根膜は非常にデリケートで，浸透圧の低い水道水に長時間漬けておくと，破壊されてしまいます．よく考えると，日本で売られている牛乳は厳しい殺菌基準が定められているため，未開封であれば非常に清潔ですね．診療所では生理食塩液の方が手に入りやすいかもしれません．もし汚染されている場合は，ゴシゴシ洗うことはせず，10秒以内で表面を流す程度にしてください．永久歯が完全脱臼した場合の予後は，歯槽骨外におかれた条件と時間に比例します．完全脱臼（脱落）の場合は，歯根膜が歯根全周にわたって断裂し，根尖孔付近で歯髄の栄養血管も切断されてしまうので，再植が困難な場合も多々あります．可能な限り早急に歯科受診を勧めるか，整復を試みてください．歯が汚染されて整復に不安がある場合は，生理食塩液に浸したまま歯科受診を勧めてください．

2）乳歯と永久歯の見分け方

　　乳歯は小学校低学年で抜けはじめるので，今回の症例の場合は微妙な時期です．乳歯と永久歯の違いはわかりますか？ 乳歯は小さく永久歯は大きい．まさにその通りですが，自信をもって違いを説明できますか？ 形ですぐにわかりますが，色で見分けることも可能です．まず形から．乳歯の形は小さく，長さも短いです．永久歯は特に根っこの部分も長くて，しっかりしています（図3）．心配は要りません．見たことがなくても，だいたい見当がつくはずです．次に色です．乳歯は青みがかった白色で，永久歯はクリーム色がかっています．言われてみると子どもの歯は白いですよね．もし乳歯が残っていたら，抜けた歯と色を比べて見てみるのも1つの方法です．

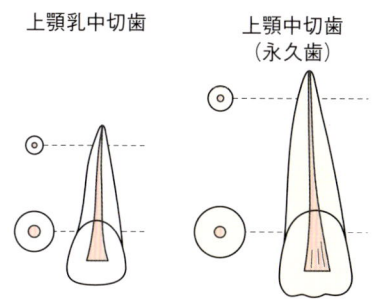

上顎乳中切歯　　　上顎中切歯
　　　　　　　　　（永久歯）

図3◆切歯の乳歯と永久歯の違い

3）受傷歯と歯周組織チェック

　　受傷歯の評価は触診で行います．手袋をはめて，優しく受傷歯と隣接歯を触ってみましょう．ぐらつきがないか確認します．打診は触診でわからない程度の微細な損傷を発見することが可能です．鑷子の基部で歯を一本ずつ丁寧に打診していきます．損傷した歯の両隣も損傷している場合があるので，注意して打診しましょう．ちょうど，圧迫骨折の部位を診断する際の打診と似ていますね．打診したその歯に違和感を感じたら，損傷ありと判断します．

　　今回の場合は完全脱臼ですが，歯の脱臼性外傷には震盪，亜脱臼，側方脱臼，陥入，挺出および完全脱臼があります．共通する病態は受傷歯の歯周組織の損傷，つまり歯根膜の損傷です．外傷の程度により歯根膜の内出血や断裂，挫滅が伴います．連続する2歯以上の歯が同時に動く場合は，歯槽骨（歯根を支える骨受）が骨折している可能性もあるので，X線による評価が必要ですが，小さな骨折線の判別は困難なことが多いのも事実です．歯科医は，この骨折を同定し，骨片があれば元の位置に戻し，軟組織（歯茎等）の縫合を行います．

4）脱臼歯の整復および固定

　　高齢者など，歯周病でそもそも歯周組織が感染して脱落した場合などは，再植は禁忌なので，通常は転倒や打撲に伴う歯の急性外傷にのみ適応があると思ってください．今回のような外傷歯を固定するには副子が必要ですが，歯科受診までそれほど時間を要しない場合には，脱落歯を整復した後，ガーゼなどを噛んでもらいましょう．参考までに，固定する際の望ましい条件を記しておきます（図4）．

- 生理的な動揺を許容する（堅固に固定しない）
- 簡単に除去できる
- 軟組織（歯茎など）に害がない
- 咬合に影響を与えない

❺ 患者フォローアップのポイント

　　受傷後，約2週間は固定し，経過観察は固定が安定するまでは毎月歯科医受診をしてもらっています．安定してきたら，3カ月後，半年後と延ばしていき，3〜4年は経過を観察します．

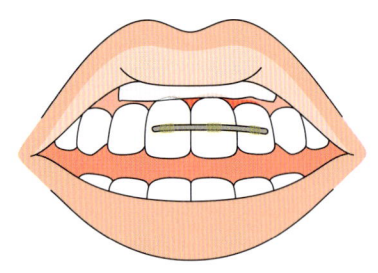

図4 ◆ 脱臼歯を固定しているところ

固定具は，柔らかいワイヤーやクリップ，ステンレスの板など，あるものを使う．大事なことは，両隣の歯と一緒に瞬間接着剤で固定することである．歯科医にとって，瞬間接着剤はすぐに除去できるので，たっぷり塗って構わない．ただし，上唇の粘膜とくっついてしまうとやっかいなので，ガーゼを挿入して保護する．

その理由は，歯科治療にて固定が成功した後も，血流不全等により生じる歯根細胞の死滅で固定した歯が脱落することがあるためで，その際には歯の色が茶色に変色することがあります．前歯が1本だけ変色している人を見かけたことがあるかもしれませんが，その歯の歯髄（神経）細胞は死滅している可能性が高いのです．

まとめの自己採点（歯科編）

以上，本稿では歯が抜けたときの対応をみてきました．大事なのは歯の保存ではなく，歯根膜の保存です．欠損（抜けた状態）してしまったら，3パターンしか方法はありません．入れ歯，ブリッジ，インプラントです．咀嚼能力からすると，どんなに歯科治療が進歩したとしても，自分の歯に勝るものはありません．歯が抜けても，保存状態と再植までの時間次第で，また元に戻る可能性があることをぜひ覚えておいてください．

一人診療所で，

☑ 脱臼歯の保存管理ができ，歯式図をもとに，歯科医に紹介状が書ける
→ 初期研修医レベル！

☑ 脱臼歯周辺の損傷の程度を把握し，脱臼歯の整復を試みることができる
→ 総合診療医レベル！

☑ 脱臼歯を整復・固定し，根管治療まで行うことができる
→ 歯科医レベル！

沖縄の離島診療所（島には医師一人）でのリアルワールド

「歯科あるある」？

　離島診療所で勤務していて，小児の咽頭所見をとると，う歯が気になることが多かった．一緒に来ている親に話を聞くと，両親が共働きで，忙しくて歯磨きをきちんとできていないことや，祖父母はおやつを好きなときにあげていることなどが浮き彫りになった．島の保健師や養護教諭もむし歯有病者率を問題にし，歯磨きの励行など啓蒙活動を行っていた．2009年のデータ[2]では3歳児のむし歯有病者率の全国平均は22.9％，最も低い愛知県では15.6％となっており，ワーストの沖縄県38.5％とは約2.5倍の格差があり，「1歳6カ月時からの毎日の仕上げ磨き」「おやつは時間を決めてあげること」が重要である．

〈本村和久〉

文　献

1) 「マイナーエマージェンシー 原著第3版」（Buttaravoli P & Leffler SM/著，大滝純司/監訳，齊藤裕之/編），医歯薬出版，2015
2) 比嘉千賀子，他：沖縄県における3歳児のむし歯の有病者率とその要因―沖縄県乳幼児健康診査システムの解析―．沖縄の小児保健，41：80-82，2014
http://www.osh.or.jp/in_oki/pdf/41gou/tokuken.pdf
3) 「歯の解剖学 第22版」（藤田恒太郎/原著，桐野忠夫，山下靖雄/改訂），金原出版，1995
4) 日本外傷歯学会：歯の外傷治療ガイドライン（平成24年10月改訂）

プロフィール　**大木理史**　*Satoshi Ooki*

青山外苑東通り歯科クリニック
青山はビジネス街と思われがちですが，地域にお住まいのお子さんやご年配の方々まで幅広い年齢層の方々の歯科治療をしています．今回の歯が抜けてしまった以外にも，歯の痛みや被せ物がとれてしまったなど，仕事の合間を縫って急に来院される患者さんも来られます．実家が千葉県多古町（お米が美味しいところです）で医院を開業していることもあり，地域医療には昔から興味がありました．趣味は釣りです．

次号（2018年8月号）の特集は…
「これは使える！ エビデンスに基づいた COPD 診療（仮題）」
⇒ 詳しくはp.639をご覧ください．

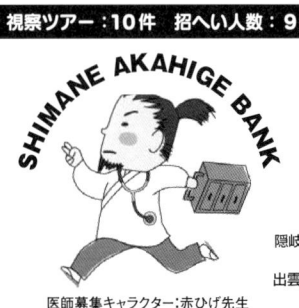
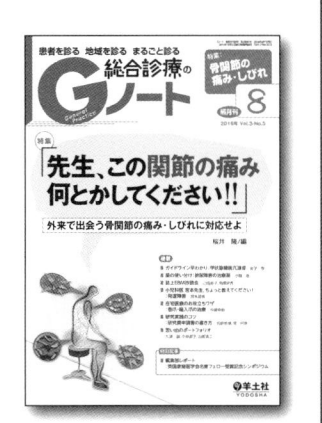

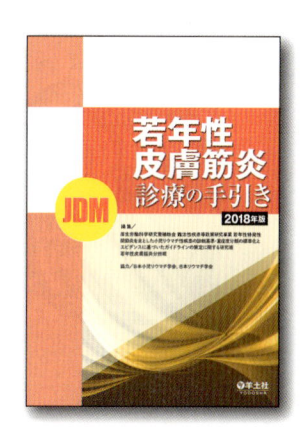
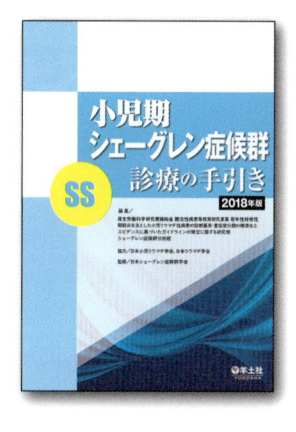
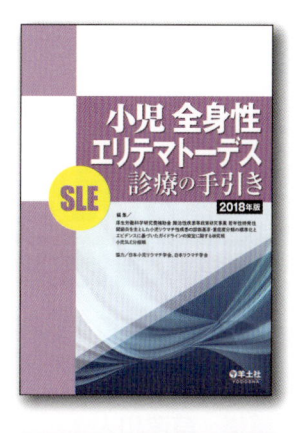

レジデントノートのご案内

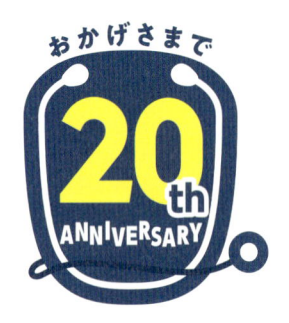

おかげさまで 20th ANNIVERSARY

レジデントノートは2018年度で
『創刊20年目』となりました.
これからも読者の皆さまに寄りそい,
「読んでてよかった！」と思っていただける内容を
お届けできるよう努めてまいります.
どうぞご期待ください！

最新号

2018年 **6月号** Vol.20 No.4

特集

夜間外来の薬の使い分け

患者さんの今夜を癒し明日へつなぐ、超具体的な処方例

編集／薬師寺泰匡

夜間外来でよく困る薬の使い方を超具体的に解説.「こんなときはどの鎮痛薬を選ぶ?」
「この患者さんに睡眠薬を処方してもいいのかな?」…当直中の不安を解決!

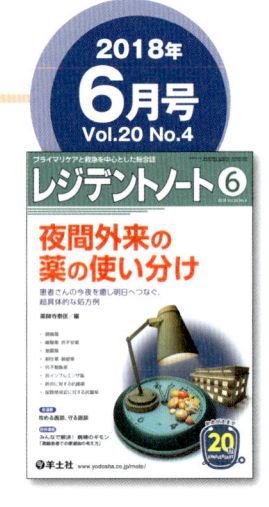

■ISBN978-4-7581-1608-4
■定価（本体2,000円＋税）

大好評！

2018年 **5月号** Vol.20 No.3

特集

X線所見を読み解く！
胸部画像診断

読影の基本知識から浸潤影・結節影などの
異常影, 無気肺, 肺外病変のみかたまで

編集／芦澤和人

正常画像やシルエットサインなど読影の前に知っておきたい基本知識から,異常影の性
状・分布・随伴所見から考えられる病態・疾患を解説.CTの前にX線を十分に読影しよう!

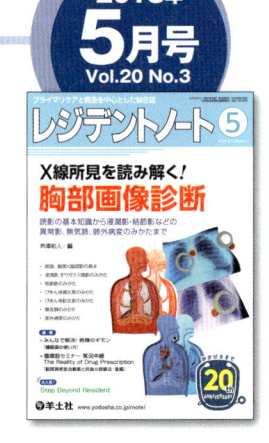

■ISBN978-4-7581-1607-7
■定価（本体2,000円＋税）

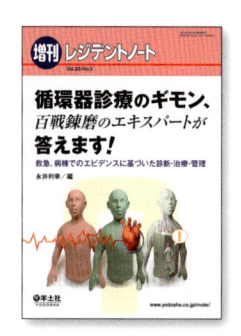
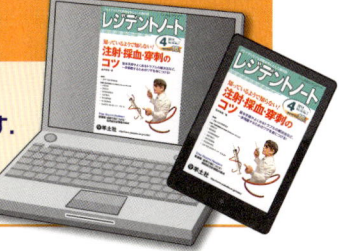

赤ふん坊やの「拝啓 首長さんに会ってきました☆」
〜地域志向アプローチのヒントを探すぶらり旅〜

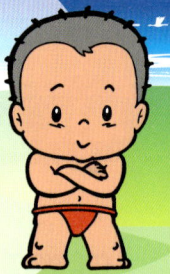

赤ふん坊や
福井県高浜町のマスコットキャラクター．昭和63年生まれの元祖ゆるキャラにして，永遠の6歳．住民一行政一医療の協働の象徴として地域医療たかはまモデルを支える，陰の立役者．

第2回 《宮崎県 延岡市》 首藤正治 市長*
*取材当時

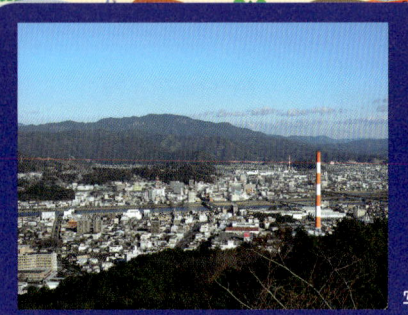

《地域の概要》宮崎県・延岡市
人　口：122,000人（高齢化率32%）
面　積：868 km²（人口密度141人/km²）
地域の特性：戦前より県内屈指の工業都市として発展．旭化成の創業地．高千穂から日向灘に流れる水系は県第2の大河で，伝統漁「鮎やな」が息づく．医療面は，460床の宮崎県立延岡病院を中心とする．

写真は旭化成の赤白の煙突が象徴的な延岡の街並み

宮崎県延岡市の首藤正治市長（2017年12月取材当時）は，地域医療や住民活動の支援，ひいては健康のまちづくりの先進的な取り組みまで，幅広い健康分野の取り組みを手がける敏腕市長さんです！全国初となる地域医療を守る条例を制定したんだって！！そんな市長さんの思いはどこから出てきているのか？お話を聞いてきました！

外からも中からも"にぎわい"を創出

赤ふん坊や 首藤市長，こんにちは！延岡市って，山も川も海もある，宮崎県北の美しい都市だね！そして，まちのシンボルのように立つ，旭化成の赤白の煙突！！市長はやっぱり，当選して「イヒ！」と笑うために，市長選に出馬したんでしょ？

首藤 懐かしいけど……（汗）．私は地元延岡で，民間企業の社長をしていたんですが，そのとき青年会議所の活動にも精力的に取り組んでいました．青年会議所の取り組みの1つに，community development，つまり"まちづくり"があり，私も特に関心を寄せてまちのことを考えるようになりました．失われていくまちのにぎわい，他の10万人都市と比べて非常に遅れていた高速道路など

のインフラ・環境整備….遅れをとり戻したい，このままではまちが危ないと思い，48歳のときに市政に深い関心をもつようになりました．そうなると居ても立ってもいられず，49歳で市長になったんです（笑）．

坊や …….

首藤 ……どうしました？

坊や いや，「イヒ！」って笑わないんだなぁと思って．

首藤 笑わないって（汗）．

坊や じゃあ市長は，このまちをどんなまちにしたいと思ってるの？

首藤 このまちはもともと旭化成を中心とした工業都市で，観光事業には手をつけていませんでしたが，ようやく整備されてきたインフラと，豊かな

自然から与えられるアウトドアスポーツ環境や食材を有効に活用すべく，新しく観光事業にも着手しました．また，延岡駅周辺の再開発を手がけ，駅ビルを再建することになりましたが，人口が減少するなか，商業施設の集積では負ける店しかできないと確信し，市民の居場所づくりと位置づけてのカフェ，図書室，おしゃべりスペース，活動場所を用意する方針とし，今春オープンしたばかりです．このように，外からも中からも"にぎわい"が創出できればと考えています．

坊や　にぎわいかぁ…．ボクも，何かお手伝いしたいなぁ…．よし，赤ふん専門店で，にぎわいを創出するね！！

首藤　それ，完全敗北の店では……？（涙）

健康づくりを"編み出していく"

坊や　延岡市では今，医療や健康に関して，どんなことに取り組んでるの？

首藤　きっかけになったのは2009年の県立延岡病院の医師6名の一斉退職でした．が，問題はもっと前から始まっていたのだと思います．特に救急医療の充実が危機にさらされました．そのとき，なぜそんなことになってしまったのだろう，私や延岡市は何をすべきなのだろうと考えました．そこで打ち出したのが，1つは医療を守るための取り組みでした．まずは，自治体初の「地域医療を守る条例」です．これは，市民，行政，医療者それぞれの責務を明示したものとなっており，この条例制定の本質的な目的は，市民の意識改革にあったと思います．次に，「地域医療を守る会」の住民活動支援です．会員で手づくりした「ありがとうカレンダー」を直接医療者に届けて回る活動等を通じて，患者と医療者が感謝し合う関係が生まれました．これもまさに，意識改革の1つの成功事例だと思っています．それからもう1つ，医療を守るだけでなく，そもそも病気にならないよ

うに予防・健康増進に取り組むこと，自助努力を皆がすることで，地域医療の負担も減らせるはずという方針のもとでの，健康長寿のまちづくりです．最近では多くの自治体がとり入れ当たり前になりつつある「健康ポイント制」などの健康づくりインセンティブ制度ですが，当市では2012年より取り組みを開始し，注目されました．そのことにより検診の受診率が向上するなどの効果が認められましたが，私としましては，インセンティブという表層的なものをつまむだけではダメで，精神的・意識的なものを本質的に広める必要があると考えています．そうすることで，健康づくりを"編み出していく"ことが可能になると信じています．ただ単に物で釣るようなインセンティブなら，あまり意味はないでしょう．……あれ？この大量の坊やの小さなマスコットは？なになに，「赤ふんどしを買ってくれた方に，もれなくボクのマスコットをプレゼント」！？

坊や　えーっと…………イヒ！

首藤　「イヒ！」でごまかさない！(^_^;)

健康のまちづくりを市民主体に推進するきっかけ

坊や　では，延岡市はこれからどんな課題に取り組んでいきますか？

首藤　そうですね，そもそもの取り組みのきっかけになりました，県立延岡病院の医師数は劇的に改善したとはいえない状況です．これからも，医師はもちろんのこと，医師以外の医療従事者も含めて延岡で勤務いただけるよう努力を怠らないようにしたいと思います．それから何より，現在32％の高齢化率は今後も上がっていきますので，高齢者が元気に過ごせるまちにしなくてはなりません．健康教室推進協議会や「健康長寿人材バンクのべおか」などに取り組んでまいりましたが，健康

のまちづくりを市民主体に推進していくことがますます大事になってまいります．行政として，そうなるようにさまざまなきっかけを出していきたいと考えています．

坊や　そうなんだね〜！ あ，そうそう，その大事なきっかけに，かつての海水浴スタイル・赤ふんの配布はどうですか？ 今なら特別価格・1万円ポッキリでのご提供です♡

首藤　（高っ!!）え，遠慮しときます……（汗）．

総合診療医がコンダクターに

坊や　では，市長が総合診療医にしてほしい，こうあってほしいと思うことを教えてください！！

首藤　そうですね，首長はじめ行政の立場の者は，一般的に医療に疎いんです．医療はやはり専門的で，しかも制度変化の激しい分野なので……．なので，行政としてはビジョンが確立しにくいんです．それではいけないと，市医師会や地元病院などと一緒に会議体を形成して取り組んではいますが，それだけでは全体を俯瞰できていないと感じています．総合診療医が行政職と一緒になってコンダクターとなってくださるなら，こんなに心強いことはありません！ 新しい専門医制度も始まり，19番目の領域として確立されるということで，われわれとかかわってくださる総合診療医が増えることを期待しているところです．

坊や　そっか，医療分野は変化が激しくて把握しにくい分野なんだね……ご当地キャラ分野に似てるね！ まあ，ボクは昭和生まれの不動の人気キャラだけど☆

首藤　（し，知らなかったとは言えない……）（汗）

コラム　赤ふんウォッチ！

　実際に，「宮崎県北の地域医療を守る会」の活動にお邪魔しました！ 恒例になっている「ありがとうカレンダー」の作成をされていたよ．ハンコづくりから組み立て・包装まで，自分たちですべての工程を手がけるんだね！ このカレンダーをきっかけに，医療者との直接のふれあいが何年も生まれて，とても距離が近くなったんだとか．最近では，子どもに医療体験をしてもらう「Dr. キッザニア」や，関係者でつくり上げる「親と子のあした音楽会，人形劇」まで手がけていらっしゃいます．会の設立以来事務局長をされている福田政憲さん曰く，「興味のない人でもいかに取り込めるかを考えて，最近ではDr. キッザニアや音楽会のような，地域医療とは一見関係なさそうなことばかりをしています（笑）．当会が『もっと頑張ってほしい』の住民要求型ではなく，『自分たちにできることを』

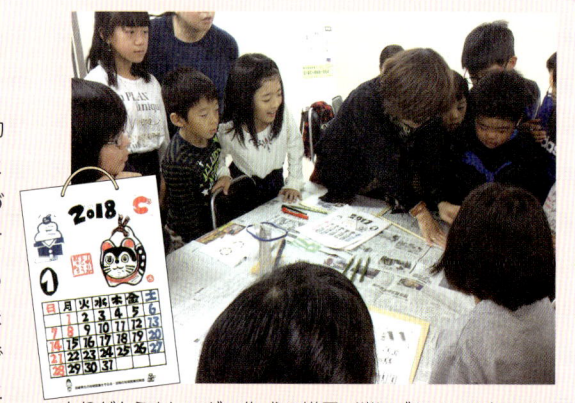

ありがとうカレンダー作成の様子．消しゴムハンコをつくって捺していきます．ボクのハンコもつくってほしいな〜☆

の住民解決型であったことは，会の活動に意義をもたせる非常に重要な点であったと感じています」とのこと．お互いに感謝が伝え合える関係，素敵だよね☆ ボクも，赤ふんを体験してもらう「赤ふんキッザニア」，赤ふん着用の出演者のみで実施する「赤ふん音楽会」「赤ふん人形劇」をやるっきゃないな！

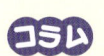 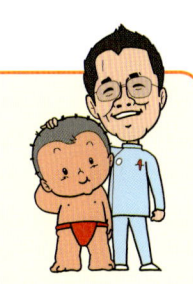

コラム　今回の　赤ふん坊やマネージャーの　**地域志向アプローチのタネ**

住民活動（支援）

　地域に根ざす医療関係者として，地域住民からの支援や協力が得られることは，このうえなくありがたいことです．地域医療・ケアへの住民の参画が叫ばれて久しいですが，われわれ総合診療医や行政関係者は，どのように住民活動を支援すべきなのでしょう？　ややもすると支援は促進・強制にも変化してしまいがちですが……．

　福井県高浜町でも，地域医療のために活動する住民有志団体「たかはま地域☆医療サポーターの会」が活動されており，活動は早9年にもなろうかとしています．そのような長年にわたる活動はどのように支えられているのか，調査してみたことがあります（図1）．その結果，「無理しなくてよい」「自由参加」「達成感」「役立っている自覚」「交流」「楽しみ・レクリエーション」などの要素が，「居心地のよさ」ならびに「活動への意欲」へとつながっていると考えられました（図2）．専門職として，まずは信頼や親近感をもってもらうこと，それから，自分のやってほしいことを押しつけるのではなく，また，成果を過度に期待するのでもなく，住民一人ひとりにライフワークとしてまず楽しんで参加してもらえる，そんな話題提供や活動のきっかけを自然に提供できると，住民活動はより本質的で長期的なものとなるのかもしれません．さらに，時代が刻一刻と変わり続けるなか，長年ずっと同じ活動を続けていればよい，というものでもないと感じています．時代の変化や社会ニーズの変容についての気づきを促し，1つの活動で成功したからといって足踏みせずに進み続けることも，支援者側に求められているのでしょう．

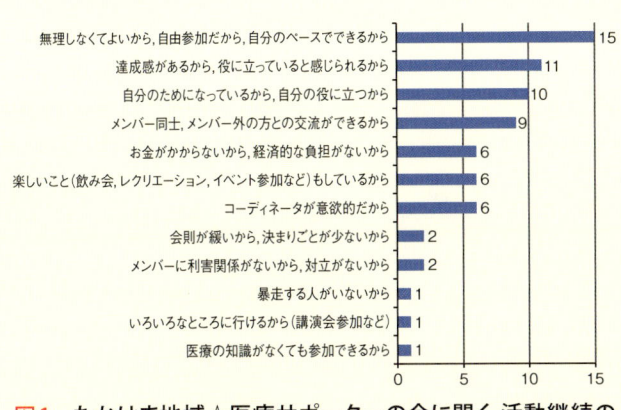

図1　たかはま地域☆医療サポーターの会に聞く 活動継続の秘訣（複数回答自由記載）

（文献1より引用）

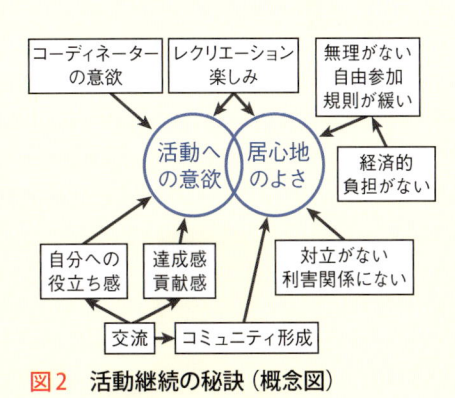

図2　活動継続の秘訣（概念図）

坊や　では最後に，全国の読者の皆さんへ，メッセージをお願いします！

首藤　皆さん医師をめざして社会に出ていらっしゃるということは，何かしら使命感をもってのことと思います．おのおの自分なりの使命感を掘り下げていただき，医療の現場だけでなく，何かしら

医療の外の社会にも貢献していただけることを，心より願っております．そして，ぜひ延岡にも足を運んでみてください！お待ちしています♪

坊や その通りだと思います！ボクも赤ふんについて使命感を掘り下げた結果，こんなに社会に貢献してるんだから☆ えっへん！

首藤 あ，ありがとう（とりあえず）(^^;

坊や 首藤市長，今日は忙しいなかありがとう！次回は，新潟県・粟島浦村の本保建男村長にお話を聞いてきます！お楽しみに〜☆☆☆

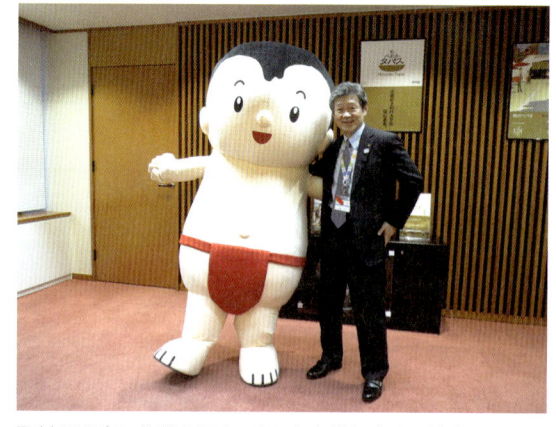

取材の記念に首藤市長と．赤ふんを世に広める使命を共有して！！

今回の赤ふん締め 楽しく長続きできる住民活動の支援は，住民も医療者も地域も元気にする．

文 献 1) 井階友貴：住民協働・住民活動 〜住民のパワーを引き出すきっかけづくり．Gノート，5：357-363，2018

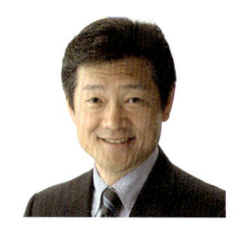

首藤正治（Masaharu Sudo）　**Profile**

前 宮崎県延岡市長
1956年延岡市生まれ．京都大学工学部物理工学科卒業後，小西六写真工業株式会社（現コニカミノルタ）勤務を経て帰郷し，父親創業の事務機器販売会社に入社．1993年から12年間社長を務めた．社業の傍ら，延岡青年会議所理事長や延岡商工会議所常議員，まちづくりNPO法人理事などを経験．1994年，京セラの稲盛和夫氏を塾長とする「盛和塾宮崎」創設に際し塾生として参加した．2006年延岡市長に初当選し3期12年務める．エンジン01文化戦略会議メンバー．セールスポイントは，世界の誰にも負けない努力と心のこもった仕事．

井階友貴（Tomoki Ikai）

福井大学医学部地域プライマリケア講座 教授（高浜町国民健康保険和田診療所／JCHO若狭高浜病院）
福井県高浜町マスコットキャラクター「赤ふん坊や」健康部門マネージャー．着ぐ◯み片手に地域主体の健康まちづくりに奮闘する，マスコミも認める(!?)"まちづくり系医師"．ikai@u-fukui.ac.jp

どうなる日本!? 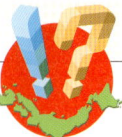 こうなる医療!!

新たな局面を向かえた
遠隔医療の今後

柏木秀行（飯塚病院 緩和ケア科）

はじめに

全3回のこのシリーズも最終回となりました．第1回（2018年2月号掲載）では遠隔医療の概略を解説しました．第2回（2018年4月号掲載）では，現在実際に利用されている遠隔医療サービスについて紹介しました．最終回である第3回は，今後の遠隔医療についてのお話です．実はこのシリーズの執筆期間にあたる2017年11月ごろ〜2018年3月ごろまで，遠隔医療業界は激動の数カ月でした．そして，そのなかから見えてきた，遠隔医療の今後について最新の情報をふまえてお伝えしていきます．

厚生労働省による
ルール整備時の議論

厚生労働省では情報通信技術の進展に合わせ，安全性と必要性，有効性が担保された適切な遠隔医療を普及させていく必要があるため，ルールの整備が行われました．議論の主な論点は以下の3点です．

1）遠隔医療の名称と定義

遠隔医療をこれまで以上に実用可能な診療とするために，ルールの整備が必要であり，その議論の基盤となる言葉の定義が必要．

2）適用条件

どのような患者に対して遠隔医療を行うことが，有効性と安全性が担保された運用となるのか？

3）提供の体制

遠隔医療を実際に提供するにあたり，具体的にはどのような体制で提供されることが望ましいのか？

これらをもとに，次に示すオンライン診療の指針が策定されました．

2018年3月発表の
オンライン診療の指針
（ガイドライン）

オンライン診療を適切に活用するために，2018年3月に「オンライン診療の適切な実施に関する指針」（以下，本稿では「ガイドライン」と呼びます）が発表されました[1]．このガイドラインは遠隔医療のうち，オンライン診療とオンライン受診勧奨を対象としています．オンライン受診勧奨というのは，医師がオンラインでの問診をもとに，適切な診療科への受診勧奨を行うものをさします．そのため，第1回で述べたような，D to D（医師と医師の間で行われる相談など）や，医師以外の医療従事者からも行われるような一般

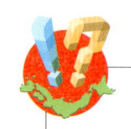

的な医学情報の提供である遠隔健康医療相談は含まれません.

遠隔医療の名称と定義

このシリーズでは,ここまで遠隔医療という言葉を使ってきました.また世間では,スマホ診療やテレビ診療などの言葉が乱立していました.平成30年度(2018年度)の診療報酬改定に先駆け,まず名称と定義の整理が行われました.従来,広く使用されてきた「遠隔診療」という名称は,距離が著しく隔離した状況をイメージさせますが,実際にこの技術の恩恵を受ける患者は物理的な距離以外の理由で通院が困難な方も含みます.そのため,「オンライン診療」で統一することとなりました.

改めて,遠隔医療とオンライン診療の定義を述べると,以下のようになります.

遠隔医療:情報通信機器を活用した健康増進,医療に関する行為

オンライン診療:遠隔医療のうち,医師–患者間において,情報通信機器を通して,患者の診察および診断を行い診断結果を伝達する等の診療行為を,リアルタイムで行う行為

本原稿でも,以降はオンライン診療として議論していきます.

オンライン診療の基本理念および倫理指針

ガイドライン[1]では,オンライン診療が広がるうえでのあるべき姿を基本理念として明記しています.この内容を読めば,オンライン診療に対する医療の質向上への期待と,質の低いもしくは誤ったオンライン診療の普及による不具合が生じないようにとの懸念の両方が読みとれます.ここでは,オンライン診療を活用する読者の皆様に共有したい基本理念を簡単に紹介します.

ガイドラインにおいて,オンライン診療の基本理念を以下の3点としています.

オンライン診療は,

① 患者の日常生活の情報も得ることにより,医療の質のさらなる向上に結びつけていくこと

② 医療を必要とする患者に対して,医療に対するアクセシビリティ(アクセスの容易性)を確保し,よりよい医療を得られる機会を増やすこと

③ 患者が治療に能動的に参画することにより,治療の効果を最大化すること

を目的として行われるべきものである.

また,以上をもとに,オンライン診療を提供する医師が従うべき基本理念としてさらに6点あげられています.

1)医師−患者関係と守秘義務

ガイドラインでは医師–患者関係が構築されたなかで,オンライン診療を行うものとしています.つまり,一度も会ったことのない患者に,いきなりオンライン診療をスタートするのではなく,医師と患者に直接的な関係がすでに存在する場合に利用されることが基本となります.ですので,原則として初診は対面診療で行い,その後も同一の医師による対面診療を適切に組合わせて行うことが求められます.

2)医師の責任

オンライン診療により,医師が行う診療行為の責任は,原則として当該医師が負うことが明記されました.つまり,オンライン診療を活用する医師は,その診療行為により適切な診断などができるか判断し,その判断の責任も負うことになります.

3) 医療の質の確認および患者安全の確保

オンライン診療により，患者にとって必要な医療が十分な質の高さで提供されているか，定期的に評価する必要があります．そして，オンライン診療を主体として対応している患者の安全についても，備える必要が明記されています．具体的には，患者の急な病状の変化といった，オンライン診療では対応しきれない状況が生じた場合においても，責任をもって対応する体制を構築しておくことが求められます．「オンライン診療でしかかかわらない患者」ではなく，かかりつけ主治医としての対応が必要となります．

4) オンライン診療の限界など正確な情報の提供

オンライン診療には対面診療と比較すると，よさもありますが，限界ももちろんあります．例えば，身体診察での情報など，対面診療で日常的に得られている情報が限定されることが考えられます．そのため，こうしたオンライン診療の限界点をよく理解したうえで，その利点だけでなく限界についても患者およびその家族に，事前に説明することが必要です．

5) 安全性や有効性のエビデンスに基づいた医療

オンライン診療では，エビデンスに基づいた医療提供を行うことで，安全性・必要性・有効性を担保する必要があると明記されています．そのため，治験や臨床試験等を経ていない安全性の確立していない医療を，オンライン診療で提供するべきではないと示されています．

6) 患者の求めに基づく提供の徹底

オンライン診療は，その有用性と限界を患者と共有し，その患者が実際にオンライン診療を求めた場合にのみ実施されなくてはなりません．つまり営利目的や，医師側の都合のみで実施されるべきではありません．

以上，ガイドラインにおける，オンライン診療の基本的なスタンスを述べてきました．どのように感じられたでしょうか？「意外と窮屈…」と感じられたかもしれませんし，「このくらい慎重に導入されるべきだ！」と感じられたかもしれません．

筆者自身は，冒頭で述べたオンライン診療に対する期待と懸念を織り込んだ，現実的に妥当な記載内容と感じています．ガイドラインの原文には，より細かな状況や，具体的な例も示されていますので，オンライン診療の活用を検討される方は一度目を通すことをお勧めします．

平成30年度診療報酬改定

さて，これまでオンライン診療に関する，急ピッチで進んできた議論とガイドラインについて述べてきました．そしていよいよ診療報酬についてです．ご存知の通り，診療報酬は2年おきに改定され，平成30年度は診療報酬改定の年です．オンライン診療の普及を考えるうえで，この改定は非常に重要なものになります．

1) オンライン診療に関する新設項目

平成30年度診療報酬改定において，以下の3つがオンライン診療に関して新設されました．

1. オンライン診療料　　　　70点（1月につき）
2. オンライン医学管理料　　100点（1月につき）
3. オンライン在宅管理料　　100点（1月につき）

2) 主な算定基準

上記のオンライン診療に関連した算定をするためには，基準を満たすことが必要です．「1. オンライン診療料」の算定基準をまとめてみます．

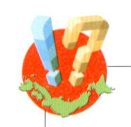

表　オンライン診療料算定の対象となる医学管理料等

● 特定疾患療養管理料	● 地域包括診療料
● 小児科療養指導料	● 認知症地域包括診療料
● てんかん指導料	● 生活習慣病管理料
● 難病外来指導管理料	● 在宅医学総合管理料
● 糖尿病透析予防指導管理料	● 精神科在宅患者支援管理料

《施設基準》

① 厚生労働省の定める情報通信機器を用いた診療にかかわる指針等に準拠していること

② 緊急時に，医療施設からおおむね30分以内に対面での診察が可能な体制があること

③ 1月あたりの再診料等（電話等による再診は除く）およびオンライン診療料の算定回数に占めるオンライン診療料の割合が1割以下であること

《対象となる患者》

表に掲げる管理料等を算定している初診以外の患者で，かつ当該管理料等をはじめて算定した月から6カ月以上経過した患者

《算定要件》

① リアルタイムでのコミュニケーションが可能な情報通信機器を用いた場合に算定できるが，連続する3カ月は算定できない．

② 対象となる医学管理に関して初診から6カ月経過しており，初診から6カ月間は同一の医師により対面診療を行っている場合に限り算定する．ただし当該管理料等をはじめて算定した月から6カ月以上経過している場合は，直近12カ月以内に6回以上，同一医師と対面診療を行っていればよい．

③ 患者の同意を得たうえで，対面による診療（対面診療の間隔は3カ月以内）と，オンラインによる診察を組合わせた療養計画を作成し，計画に基づいた診察を行う．

④ オンライン診察は，当該保険医療機関内において，厚生労働省の定めるガイドラインに基づい

て行う．

⑤ オンライン診療料を算定した同一月に，（医科診療報酬点数表の）第2章第1部の各区分に規定する医学管理料などは算定できない．また，オンライン診療は予約に基づく診察の特別の料金の徴収はできない．

（誌面の都合上，すべての診療報酬について述べるのは難しいので，詳細は参考文献などをご参照ください）

実際のオンライン診療を導入するにあたり，いくつかのハードルが設定されているのが理解できるでしょう．

● あくまでも適切な間隔での対面診療と組合わせる必要がある

● 対面診療とオンライン診療で同一の医師が対応しなければならない

● オンライン診療を適応している患者は，30分以内を目安として往診が可能であること

● オンライン診療は自宅などではなく，医療機関内で行う

といったところが，オンライン診療導入上のハードルとして影響が大きいと考えます．今後，運用上の経験蓄積や，疑義照会などでの解釈の変化などをしっかりと追っていく必要があります．

なお本稿では，オンライン診療導入による収益性の変化については，医療機関ごと実情に合わせた個別の検討が必要であるため扱っていません．

オンライン診療の対象になりそうな患者像

以上のルールをもとに，執筆時点（2018年4月時点）でオンライン診療の恩恵が大きそうな患者像は以下を想像します．

1）通院に介護が必要な高齢者

通院回数が減ることは，家族の介護負担の軽減につながります．

2）通院による機会損失が大きい勤労世代の生活習慣病管理

仕事を休む，休日を受診に費やすといった回数が減ることで，生活習慣病管理の負担が減り離脱防止につながります．

3）在宅医療の対象患者

訪問診療の他に経過観察が可能となることで，安心感の提供と医療者の負担を軽減できます．看取り期など頻回の訪問診療が必要な状況への活用も期待されます．

最後に

全3回のシリーズで，遠隔医療について考えてきました．第1回でも述べたように，わが国の遠隔医療は大きな転換期を迎えています．そして，本稿でお伝えした，ガイドラインや診療報酬も，大きな方向性を示したのみで，これが今後どのように発展していくかは注目に値します．冒頭で「遠隔医療の今後」と言いながら，私自身も，この先の数年がどのように変わるのか未知の世界のように感じます．10年後，そしてもっと未来の医療の光景を，遠隔医療も含めてより良いものにできるよう，一緒に取り組んでいきましょう．

文 献

1) 厚生労働省：オンライン診療の適切な実施に関する指針．2018年3月
http://www.mhlw.go.jp/file/05-Shingikai-10801000-Iseikyoku-Soumuka/0000201789.pdf

2) 厚生労働省：未来投資会議 構造改革徹底推進会合「健康・医療・介護」会合第4回資料　オンライン診療の推進．平成30年3月9日
https://www.kantei.go.jp/jp/singi/keizaisaisei/miraitoshikaigi/suishinkaigo2018/health/dai4/siryou1.pdf

柏木秀行（Hideyuki Kashiwagi）　**Profile**

飯塚病院 緩和ケア科／株式会社エクスメディオ
飯塚病院総合診療科を経て，現在は緩和ケア科の運営・教育に取り組む．臨床に携わる一方で，遠隔医療のベンチャー企業に関わっている．ITがどのように医療の価値を高めるか，一緒に考えていく仲間を募集中です．

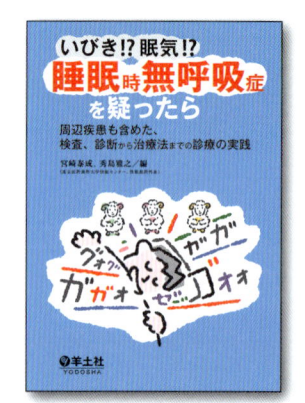
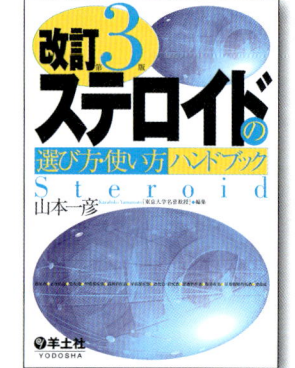

ガイドライン早わかり

シリーズ編集：横林賢一（ほーむけあクリニック，広島大学病院 総合内科・総合診療科）
渡邉隆将（北足立生協診療所）
齋木啓子（ふれあいファミリークリニック）

Point

▶ 短期的な便秘の改善であれば刺激性下剤の頓用で済ますことが多いが，慢性便秘症診療では浸透圧性下剤や，上皮機能変容薬の使用が第一選択として推奨されている

▶ 慢性便秘症の多くは加齢に伴う機能性便秘であるが，薬剤性や原疾患に伴う慢性便秘もあるので，消化器科以外でも高齢者と接する機会のある先生はひと通り頭に入れておくことを勧める

Dr. 石井のメッセージ ▶▶ 高齢者の便秘の訴えに対して，とりあえず刺激性下剤を出すのはもうやめよう．

はじめに

わが国ではこれまで慢性便秘症の定義が学会によりまちまちで，明確な診療のガイドラインは存在していなかった．2017年に発行された「慢性便秘症診療ガイドライン2017」[1] のなかではじめて，エビデンスドベースドな慢性便秘の診断から治療までが記載された．今回はこの「慢性便秘症診療ガイドライン2017」[1] のなかから，便秘診療の診断から治療までの基本を紹介していく．

診断のアプローチ

これまでに便秘の定義は各学会によりさまざまであったが，「慢性便秘症診療ガイドライン2017」では国際基準であるRome IVに基づき表1の診断基準となっている．

やや煩雑に思えるが，この診断基準が優れている点は，単に排便回数が少ないだけでは便秘症とは診断されず，排便困難感や残便感といった他の便秘症状を必要としている点と，その一方で，排便回数が十分にあっても排便困難感や残便感などの便排出障害の症状が複数あれば便秘症と診断され，便秘症に便排出障害も含まれることである．

表1 慢性便秘症の診断基準

1. 便秘症の診断基準

以下の6項目のうち，2項目以上を満たす.

a. 排便の4分の1超の頻度で，強くいきむ必要がある

b. 排便の4分の1超の頻度で，兎糞状便または硬便（BSFSでタイプ1 or 2）である

c. 排便の4分の1超の頻度で，残便感を感じる

d. 排便の4分の1超の頻度で，直腸肛門の閉塞感や排便困難感がある

e. 排便の4分の1超の頻度で，用手的な排便解除が必要である（摘便・会陰部圧迫など）

f. 自発的な排便回数が週に3回未満である

2. 「慢性」の診断基準

6カ月以上前から症状があり，最近3カ月間は上記の基準を満たしていること.

BSFS：ブリストル便形状スケール
（文献1，p6より引用）

表2 ブリストル便形状スケール[2]

1	コロコロ便		硬くてコロコロの兎糞状の便
2	硬い便		ソーセージ状であるが硬い便
3	やや硬い便		表面にひび割れのあるソーセージ状の便
4	普通便		表面がなめらかで軟らかいソーセージ状，あるいは蛇のようなとぐろを巻く便
5	やや軟らかい便		はっきりとしたしわのある軟らかい半分固形の便
6	泥状便		境界がほぐれて，ふにゃふにゃの不定形の小片便 泥状の便
7	水様便		水様で，固形物を含まない液体状の便

便秘症の診断に至った場合には，それが原発性なのか続発性なのかを検証する必要がある. 慢性便秘症の多くは加齢に伴う機能性便秘（原発性）のケースが多いが，なかにはポリファーマシーも関係した薬剤性便秘や，大腸がんをはじめとする器質性疾患に伴う続発性便秘の可能性を考える（表3）.

また，便秘症を起こす可能性のある薬剤は表4の通りであるが，かなり多くの薬が副作用として便秘を引き起こす可能性があることがわかる. 高齢者医療においては多剤併用されていることも多く，便秘治療の観点からもポリファーマシー問題に取り組むのが望ましい.

表3　慢性便秘症をきたす基礎疾患

内分泌・代謝疾患	糖尿病（自律神経障害を伴うもの），甲状腺機能低下症，慢性腎不全（尿毒症）
神経疾患	脳血管疾患，多発性硬化症，Parkinson病，Hirschsprung病，脊髄損傷（あるいは脊髄病変），二分脊髄，精神発達遅滞
膠原病	全身性硬化症（強皮症），皮膚筋炎
変性疾患	アミロイドーシス
精神疾患	うつ病，心気症
大腸の器質的異常	裂肛，痔核，炎症性腸疾患，直腸脱，直腸瘤，骨盤臓器脱，大腸腫瘍による閉塞

（文献1，p29より引用）

表4　便秘症を起こす薬剤

薬剤種	薬品名	薬理作用
抗コリン薬	● アトロピン，スコポラミン ● 抗コリン作用を持つ薬剤（抗うつ薬や一部の抗精神病薬，抗 Parkinson 病薬，ベンゾジアゼピン，第一世代の抗ヒスタミン薬など）	● 消化管運動の緊張や蠕動運動，腸液分泌の抑制作用
向精神薬	● 抗精神病薬 ● 抗うつ薬（三環系，四環系抗うつ薬，選択的セロトニン再取り込み阻害薬，セロトニン・ノルアドレナリン再取り込み阻害薬，ノルアドレナリン作動性・特異的セロトニン作動性抗うつ薬）	● 抗コリン作用 ● 四環系よりも三環系抗うつ薬で便秘を引き起こしやすい
抗 Parkinson 病薬	● ドパミン補充薬，ドパミン受容体作動薬， ● 抗コリン薬	● 中枢神経系のドパミン活性の増加やACh活性の低下作用 ● 抗コリン作用
オピオイド	● モルヒネ，オキシコドン，コデイン，フェンタニル	● 消化管臓器からの消化酵素の分泌抑制作用 ● 蠕動運動抑制作用 ● セロトニンの遊離促進作用
化学療法薬	● 植物アルカロイド（ビンクリスチン・ビンデシン） ● タキサン系（パクリタキセル）	● 末梢神経障害や自律神経障害 ● 薬剤の影響とは異なり癌治療に伴う精神的ストレス，摂取量の減少，運動量の低下なども関与
循環器作用薬	● カルシウム拮抗薬 ● 抗不整脈薬 ● 血管拡張薬	● カルシウムの細胞内流入の抑制で腸管平滑筋が弛緩する
利尿薬	● 抗アルドステロン薬 ● ループ利尿薬	● 電解質異常に伴う腸管運動能の低下作用 ● 体内の水分排出促進作用
制酸薬	● アルミニウム含有薬（水酸化アルミニウムゲルやスクラルファート）	● 消化管運動抑制作用
鉄剤	● フマル酸第一鉄	● 収斂作用で蠕動の抑制作用
吸着薬，陰イオン交換樹脂	● 沈降炭酸カルシウム ● セベラマー塩酸塩 ● ポリスチレンスルホン酸カルシウム ● ポリスチレンスルホン酸ナトリウム	● 排出遅延で薬剤や腸管内に蓄積し，二次的な蠕動運動阻害作用
制吐薬	● グラニセトロン，オンダンセトロン，ラモセトロン	● 5-HT$_3$拮抗作用
止痢薬	● ロペラミド	● 末梢性オピオイド受容体刺激作用

（文献1，p33より引用）

表5 便秘症の治療薬（具体例）

分類	エビデンスレベル	薬剤名	用法・用量	特徴・注意点
プロバイオティクス	B	酪酸菌製剤（ミヤBM®製剤）	1回1包（1g），1日3回	抗菌薬と併用可能
		ビフィズス菌製剤散（ラックビー®微粒N）	1回1包（1g），1日3回	抗菌薬と併用時はR製剤を使用
膨張性下剤	C	ポリカルボフィルカルシウム（コロネル®）	1回500～1,000 mg，1日3回	過敏性腸症候群（IBS）の便通異常に保険適応あり
浸透圧性下剤	A	塩類下剤：酸化マグネシウム（マグミット®）	1回250～500 mg，1日3回	高マグネシウム血症に注意する
		糖類下剤：ラクツロース（モニラック®）		慢性便秘症に保険適応なし，腎機能障害・小児等に利用
刺激性下剤	B	センノシド（プルゼニド®）	1回12～24 mg，最大48 mg，1日1回	即効性は一番あるが，長期連用により耐性が出現し難治性になる
		ビコスルフォナトリウム（ラキソベロン®）	1回10～15滴，1日1回	
上皮機能変容薬	A	ルビプロストン（アミティーザ®）	1回24 µg，1日2回	妊婦には投与禁忌，高コスト
消化器官運動賦活薬	A	モサプリド（ガスモチン®）	1回5 mg，1日3回	慢性便秘症に保険適応なし
漢方薬	C	麻子仁丸	添付文書量を1日3回食前	刺激性
		大黄甘草湯		甘草による電解質異常に注意
		大建中湯		手術後のイレウス予防にも利用される

各分類のエビデンスレベルはガイドラインを参考に記載した
（文献5～7を参考に作成）

 ## 治療のアプローチ

　慢性便秘症の改善をめざし保存的加療と外科的治療が行われる．保存的加療のなかには，食習慣を含む生活習慣の改善，摘便等の理学的治療，薬物治療が含まれている．保存的加療で改善を認めなかった場合には，便秘の病態評価により必要が認められれば外科手術の適応になる．外科手術に関しては専門医に一任した方がいいため，本稿では割愛する．

　内服薬で代表的なものは表5の通りである．

　表5は便秘症治療薬の一部であるが，かなりいろいろな種類があることがわかる．病棟入院中に頓用で出す場合の多くは刺激性下剤のみで，ほとんど解決できると思うが，慢性的に利用してしまうと耐性ができてしまい，難治性の便秘になるため，慢性便秘症に対して刺激性下剤を利用する場合には注意が必要である．

　診療ガイドライン[1]ではファーストチョイスとして，浸透圧性下剤（代表例：酸化マグネシウム）もしくは上皮機能変容薬（代表例：ルビプロストン）を推奨している．

　ルビプロストンは2012年に保険収載された比較的新しい薬である．筆者の経験上は比較的早く効果が現れ，腎機能や心機能が悪くても利用できるため使いやすいと感じているが，新薬であるため後発品がなく薬価が高いことと，カプセルが口腔内で溶けない嚥下機能の低下している高齢者は飲み込みにくいことが難点である．

　一方の酸化マグネシウム製剤は，安価で口腔内崩壊錠や散剤等の剤形も多数あり，歴史もあるため使い慣れている先生も多いことだろう．難点としては，長期投与していると高マグネシウム血症になることがあり，腎機能や心機能の悪い高齢者には投与しにくいことである．利用する場合には定期的な採血によるマグネシウム測定が推奨されている．

　ポイントとしては，慢性便秘症診療において刺激性下剤はレスキューという役割であることだ．特に高齢者の慢性便秘症は一生付き合っていくことになるため，緩下剤や上皮機能変容薬を主軸に，漢方薬や整腸剤等も併用しながら，それでもどうしても出ないときに刺激性下剤を利用することになる．筆者の経験上，どうしても刺激性下剤を使わないといけないケースはそれほど多くない．

　上記のような内服薬による内科的治療に加え，食習慣を含む生活習慣の改善や外用薬の使用・摘便等についてもガイドラインには言及されている．実臨床で便秘患者さんに対応することが多い先生は一読して，患者さんにアドバイスをできるようにしておくことを勧める．

　なお，慢性便秘症診療のアルゴリズムとして，味村俊樹先生が作成されたものが理解しやすいので紹介しておく（図）．

総合診療医の観点

1）Biomedicalに正しい便秘診療を行う

　高齢者医療にかかわっている医療者なら一度は感じたことがあると思うが，高齢者の排便に対する不安や心配はとても深く，特に「毎日出ない」ということに強い不安を感じている．ただし，上記ガイドラインの通り，毎日出ないこと＝便秘症ではない．便秘の正しいアセスメントと治療のためには医師の診察だけでは不十分なことが多い．日々の記録や日々の指導が慢性便秘症診療でとても重要であるため，患者さん自身への指導はもちろん，家族への指導や，施設入所中の方であれば施設看護師や介護士への指導等も重要な方法の1つである．

　筆者の経験上，毎日排便がないと心配している利用者の方から「便秘が続いている」と言われることもあると思うが，その情報だけで安易に刺激性下剤を出してはいけない．介護士さんや看護師さんからしっかり情報を得てアセスメントをする必要がある．私は現在高齢者住宅に往診医として入ることもあるが，介入する前はかなり多くの患者さんに液体の刺激性下剤が使用されていた．内服量20〜30滴を便秘時頓用で夕食後に滴下され，夜間に漏便をしているケースが多かった．ガイドラインに従い適切な介入をすることで，刺激性下剤の使用量は一気に減り漏便もなくなった．夜間の漏便が減少したことで，尿路感染症等の発生も減少した．

　ここまで紹介してきた通り，便秘と一口に言ってもさまざまな原因があり，さまざまな治療法がある．本当に便秘なのか？ どんなタイプの便秘なのか？ 便秘の背景には，もしかしたら大腸がんやS状結腸捻転が隠れていることがあるかもしれない．たかが便秘されど便秘，1つの病態としてしっかりアセスメントしていく姿勢が重要である．

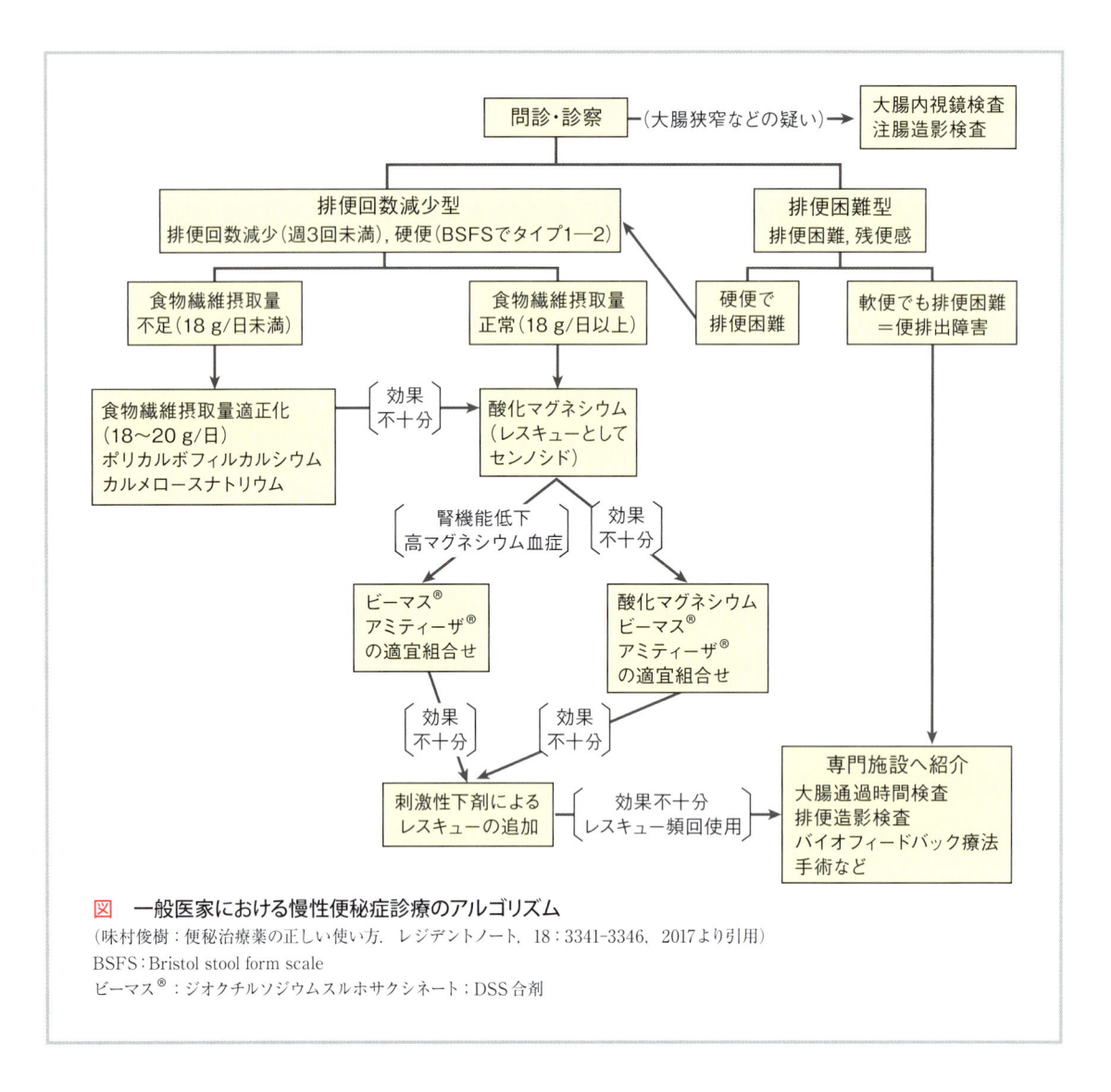

図 一般医家における慢性便秘症診療のアルゴリズム
(味村俊樹：便秘治療薬の正しい使い方．レジデントノート，18：3341-3346，2017より引用)
BSFS：Bristol stool form scale
ビーマス®：ジオクチルソジウムスルホサクシネート：DSS合剤

2） Psychosocial な視点で便秘を診る

　　高齢者にとっての慢性便秘症治療は一生続くことになる．そのうえで最も重要なことは，Biomedical として正しい手順の治療をする以上に，患者さんの不安や不満を可能な限りとり除いていくことではないだろうか．慢性便秘症に限らず，高齢者医療に絶対解はないが，特に慢性便秘症は一生付き合っていく疾患で，QOLに直結する疾患のため，患者さんの不安や不満をしっかり傾聴し，それに対応する治療としての選択肢の幅を広くもっておくことが重要であると考える．

　　また，筆者の経験上，排便の不満の背景に抑うつや認知症，家族間の不仲による影響が隠されていたケースもある．最も身近で，意外と伝えにくい身体不調である排便障害を通して，患者さんの解釈モデルを理解することができると考えている．排便は思った以上に雄弁なのだ．

紹介のタイミング（消化器内科）

① 大腸癌をはじめ，腸閉塞等の器質的な疾患に伴う便秘症を疑う所見がある場合

② 診療ガイドラインに倣い治療をしたがそれでも改善がない場合

文　献

1) 「慢性便秘症診療ガイドライン2017」（日本消化器病学会関連研究会 慢性便秘の診断・治療研究会／編），南江堂，2017
   ▶ 有料．

2) Lacy BE, et al：Bowel Disorders. Gastroenterology, 150：1393-1407.e5, 2016
   ▶ 有料．

3) Müller-Lissner SA, et al：Myths and misconceptions about chronic constipation. Am J Gastroenterol, 100：232-242, 2005
   ▶ 有料．

4) 特集 コモンプロブレムへのアプローチ 便秘問題，すっきり解決！ Gノート，4：706-785，2017
   ▶ 有料．今まで読んだ便秘対策のなかでは一番実臨床で活用できる方法が記載されており，バリエーションも幅広いため，もっと便秘診療の幅を増やしたい先生に推薦します．

5) Lembo A & Camilleri M：Chronic constipation. N Engl J Med, 349：1360-1368, 2003
   ▶ 有料．

6) 中島 淳：慢性便秘症の治療—内科的薬物療法の基本戦略　患者満足度の高い治療戦略とは？「臨床医のための慢性便秘マネジメントの必須知識」（中島 淳／編），pp130-140，医薬ジャーナル社，2015
   ▶ 有料．

7) 谷田恵美子：薬物療法の実際．Gノート，4：731-739，2017
   ▶ 有料．

石井洋介（Yosuke Ishii）

Profile

在宅医 / 消化器外科医
医療法人社団ユニメディコ山手台クリニック / お茶の水内科非常勤医師
日本うんこ学会会長
日本うんこ学会という消化器疾患の一般啓発活動をしています．最近「うんコレ」という消化器系ゲームアプリを作成したので，排便に悩みのある先生やゲームが大好きな先生はぜひ使ってみてください．

聞きたい！知りたい！薬の使い分け

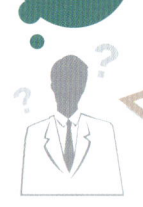

オピオイドの使い分けについて
～まずは習熟した2〜3剤を設ける～

大津秀一

1 はじめに

　昨年第6の強オピオイドであるヒドロモルフォンが上市され，本邦で使用可能な強オピオイドは増えています．筆者が医師になった頃には，オキシコドンもフェンタニル貼付剤も使用できなかったことから考えると隔世の感です．読者の皆さんも，昔とは異なり，あるいは以前と比較して，医療用麻薬を使用する機会も増えているのではないでしょうか．今回はオピオイドの使い分けというテーマで述べたいと思います．総花的な記載は止め，本音でお話ししようと考えます．

2 オピオイド薬とは？

　体内に広く分布するオピオイド受容体に作用することで鎮痛効果を示す薬剤です．脊髄後角や脳内における作用が，特に鎮痛においては重要です．

　各種オピオイドの種類と，2000年以降に順次発売された各オピオイドについては発売年をまとめました（表1）．

3 強オピオイド6剤は何か？

　モルヒネ，フェンタニル，オキシコドン，メサドン，タペンタドール，ヒドロモルフォンの6種類です．すでに使い慣れているオピオイドがある場合には，それを使っていただくのがよいでしょう．これから使ってみようと考えている皆さんは，以下の3つをとりあえず使いこなせれば日常臨床では困りません．

- フェンタニル貼付剤
- オキシコドン
- ヒドロモルフォン

　メサドンは特殊なオピオイドであり，使うべきときが限られています．理解度確認試験に合格し，処方可能医師として登録される必要があるなど，まず使用に習熟するのに適している薬

表1　日本で使用可能なオピオイド

	モルヒネ	フェンタニル	オキシコドン	メサドン	タペンタドール	ヒドロモルフォン
強オピオイド		2002年（貼付剤）	2003年（内服薬）	2013年	2014年	2017年
弱オピオイド	コデイン	トラマドール	ブプレノルフィン			
	2010年（内服薬）	2011年（貼付剤）				

剤とはいえません．また半減期が長く，薬物の濃度は連用によって上昇します．調節性が悪いので，痛みのマネジメントを早急につけたいという場合は不適です．

タペンタドールは便秘の程度が一般に軽いという利点[1]がありますが，同剤のレスキューがないという無視しえない欠点があり，使い勝手がよいとはいえません．

モルヒネ製剤に関しては，今も各種のオピオイドは内服モルヒネ換算量にして多寡を計算する等，オピオイドの基本薬としての立場は揺らいでいません．ただ後述するような腎機能障害時の問題，また臨床的意義は不明確ながら，モルヒネは免疫機能抑制に影響するという指摘[2]もあり（他オピオイドには同効果はほとんど，あるいは全くない）[3]，現状ではよりよい薬剤があると捉えるべきでしょう．

以上より，モルヒネの使用法自体は習熟していただいてよいと思いますが，メサドンとタペンタドールの使用に関しては，他のオピオイドの使用法に習熟してからでよいと考えます．これからオピオイド薬に慣れたいという皆さんは，オキシコドン，ヒドロモルフォン，フェンタニル貼付剤から慣れればよいでしょう．

4 オピオイドの使い分けについて

1) まず腎機能障害の有無から考える

私自身は在宅医としての常勤経験があります．病院に比べると，相対的に血液検査の施行頻度は少なかったです．現在は病院で働いていますが，よくも悪くも検査の施行頻度は非常に多いです．そこで気がついてくることとして，高度進行がんの患者さんに「腎機能障害」の頻度は意外に多い，ということです．特に死期が近づいてくると，腎前性ばかりではなく，腎性の腎不全を（気がつかれることなく）起こしていることもままあります．

オピオイドは，腎機能障害がある場合に，使うのを控えたほうがよい薬剤と，あまり気にせず使用できるもの，その中間のものがあります．表2に一覧にしてみました．

日常臨床でまず習熟した方がよい強オピオイドが3種類（＋モルヒネ）であることは先に述べました．それぞれが腎機能障害時はどうかを確認してみましょう．

モルヒネは代謝産物のM6GとM3Gが腎排泄であるため，腎機能障害時は蓄積するとされ，基本は避けた方がよく，高度腎機能障害では使うべきではない[4]とされます．なお，代謝されてモルヒネになって効果を発揮するコデインも同様の注意が必要になります．

オキシコドンに関しては，「十分に注意して慎重な観察が必要」[4]ですが，重度の腎機能障害では避けた方がよい[5]とされます．

表2 オピオイド鎮痛薬と腎機能障害・透析

腎機能障害時の使用	オピオイドの名称	腎障害時の影響	透析での除去
向いている	フェンタニル	臨床的意義のある蓄積に乏しい	なし. しかし透析膜によっては除去される可能性あり
向いている	メサドン	蓄積なし	なし
注意が必要	ヒドロモルフォン	代謝産物（H3G）が蓄積する	あり
注意が必要	トラマドール	代謝産物が蓄積する	あり
長期使用に不適	オキシコドン	オキシコドンと代謝産物が蓄積	あり
長期使用に不適	モルヒネ	代謝産物（M6G, M3G）が蓄積する	あり

文献3（p390）を元に筆者作成

　ヒドロモルフォンは使用可能ですが，中等度の腎障害患者ではAUC（血中濃度時間曲線下面積）が2倍に，重度の腎障害患者ではAUCは4倍，半減期は2倍以上になるとされ，注意が必要なことは変わりありません．

　フェンタニル製剤に関しては他のオピオイドほどの注意が必要ではありませんが，濃度上昇の可能性はあるため，一定の留意はしておくのがよいでしょう．

　くり返しになりますが，終末期が近づくと，腎機能障害がある患者さんは増えます．それもあり，基本的にオキシコドン，ヒドロモルフォン，フェンタニル製剤を選択しておけばよいと思いますし，こと重度の腎機能障害に関してはほぼフェンタニルの一択となることがわかります．

2）早急に痛みのマネジメントが可能か

　少し前，60代の肺がんの患者さん（推測予後週単位）が当院からホスピス外来に転院していきました．フェントス®テープ4 mgを貼っていたのですが，転院した頃から疼痛マネジメントが不良で，ホスピス外来ではフェントス®テープがメサドン（メサペイン®）15 mg/日に変更となりました．その後，患者さんは別れの挨拶のために今一度当院に来院されました．疼痛マネジメントはメサドンでも変わらず不良でした．

　この場合の問題点は何でしょうか？

　重要なこととして，**濃度の上昇に時間がかかる薬剤は，効果発現まで時間がかかるため，疼痛をすぐにマネジメントしたい場合にはあまり向いていない**，ということになります．

　つまり，フェンタニル貼付製剤とメサドンは早急にオピオイドのベース量を決めたい場合には向いていない，ということになります．

　例えば，図はフェントス®テープの添付文書から抜粋したものです．見ていただければわかるように，濃度の安定には5日（120時間）程度かかっています．増量しても，5日後に濃度が安定する薬剤を使用すれば，増量の効果があったかどうかを確認できるのが5日後ということになります．

　調節性でいえば，フェンタニル貼付製剤とメサドンは劣る，ということになります．

　オピオイドの必要量を早く見つけたい場合は，オピオイドの持続注射薬への一時的切り替え

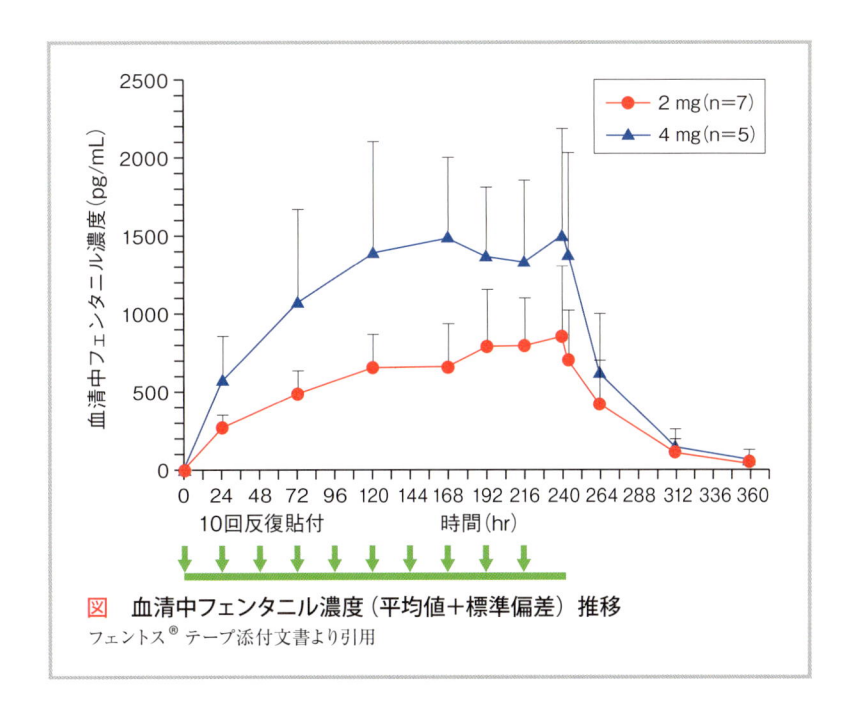

図　血清中フェンタニル濃度（平均値＋標準偏差）推移
フェントス®テープ添付文書より引用

が最も適しています．それに次いで，オキシコドンやヒドロモルフォン，モルヒネの内服製剤，ということになります．

　フェンタニル貼付剤に関しては，本稿執筆時点でいまだ「他のオピオイド鎮痛薬から切り替えて使用する」とされており，最初から使用することはあまりないと思われますが，患者さんが疼痛に悩まれており一刻も早い緩和を望んでいる場合にはこれで調節するのはやや不適です．また貼付剤には「初回貼付後および増量後少なくとも2日間は増量を行わないこと」という文言もあり，どんどん増やして適量を見つけるということができづらいです．

　基本的には，オキシコドンもしくはヒドロモルフォンから開始して増量する，というやり方でよいと考えられます．

3）副作用から考える使い分け

　フェンタニルはモルヒネなどの他のオピオイドと比較して便秘が軽度になります．腸管運動をできるだけ抑制させたくない事例などにも向いているといえましょう．モルヒネ，オキシコドン，ヒドロモルフォンは臨床的にはほぼ同等と考えてよさそう[6]です．

4）効果（鎮痛以外）から考える使い分け

　モルヒネとヒドロモルフォンは，鎮咳作用をもっています．

　呼吸困難に関しては，モルヒネの他，オキシコドンも効果の可能性が示唆されています（ただしオキシコドンに関しては，モルヒネの代替として[7]）．

　フェンタニル製剤に関しては呼吸困難への効果に対する証拠は明らかではありません[8]．

5）代謝経路から考える使い分け

　表3のように，オピオイドは代謝経路がそれぞれ異なります．肝臓のチトクロムP450の

表3　各種オピオイドの代謝経路

オピオイド名	グルクロン酸抱合	CYP2D6	CYP3A4
フェンタニル			●
メサドン			●
ヒドロモルフォン	●		
トラマドール		●	●
オキシコドン		●	●
モルヒネ	●		
タペンタドール	●		

CYP2D6やCYP3A4により代謝されるものもあれば，グルクロン酸抱合によるものもあります．

　一般に，CYP2D6やCYP3A4で代謝される薬剤はきわめて多岐にわたりますので，それらで代謝されるオピオイドは影響を受ける可能性があります．

　日本人には頻度が少ない（1％程度）とされます[9]が，CYP2D6の超高速代謝型（ultra rapid metabolizer）だと，トラマドールは活性をもつO-デスメチルトラマドールが，オキシコドンは活性をもつオキシモルフォンが高濃度で生成されて副作用をきたしやすくなります．

　後者の特異体質に関してはともかく，薬物相互作用の観点からみると，一般論として，ヒドロモルフォンやモルヒネなどのグルクロン酸抱合の薬剤の方が使いやすいとはいえるでしょう．もちろんだからといって，フェンタニルやオキシコドンの使用を控えるという必要も全くないとは考えます．

6）では結局どうしたらよいの？

　1）～5）を勘案し，基本は

◆ オキシコドン徐放製剤 1回5 mgを1日2回（10 mg/日）

あるいは

◆ ヒドロモルフォン徐放製剤 1回2 mg　あるいは　4 mgを1日1回（2～4 mg/日）

で開始すればよいでしょう．

　前者の場合はオキシコドン速放製剤2.5 mgを，後者の場合はヒドロモルフォン速放製剤1 mgをレスキューとして処方するのを忘れないようにしてください．

　まずはいずれかの製剤で開始し，鎮痛状態を見ながら漸増し，内服モルヒネ換算30 mg/日を超えている状態で維持量が設定できたらフェンタニル貼付製剤に切り替えることで便秘の副作用を減らせるでしょう．

5 副作用と新知見

　初期から出る副作用に注意が必要です．

　便秘は耐性が形成されませんので，オピオイドを使用している限り対策が必要です．

　嘔気に関しては，プロクロルペラジンに関して，ランダム化比較試験でオキシコドンにおけ

る予防投与を行った場合と行わなかった場合において有意差なしとの結果が本邦から出ています[10]．耐性がすみやかに形成されて，持続するケースは少ない[11] とされ，今後は嘔気出現時の対応中心に移行してくるかもしれません．

なお，嘔気の原因はきわめて多様であり，筆者も「この医療用麻薬のせいで嘔気が出た」としている患者さんの大部分で他の原因を特定しています．他の原因があるのに医療用麻薬が原因とされてしまい，鎮痛療法が継続困難となっている事例がしばしばあるので，すぐに「嘔気の原因は医療用麻薬」だと安易に判断・説明しないことが重要です．

眠気はしだいに慣れるので説明しておくとよいでしょう．

6 患者さんへの説明のコツ

患者さんは医療用麻薬を（当たり前ですが）非常に大そうな治療であると思っていらっしゃいます．しかしがんの現代の鎮痛治療においては，医療用麻薬治療は当たり前の治療です．まだまだギャップは大きいので，それを埋めることが大切になります．

具体的には，気がかりは何かを尋ねることです．癖になる，止められない，必要量が（効きが悪くなって）どんどん増える，意識が低下する…などがしばしばある誤解です．特に，医療用麻薬は意識レベルを低下して苦痛緩和する治療だと思っておられる患者さんも多いので，（特に投与初期は眠気も出るので）誤解の元となるため，説明が肝要です．

またその逆に，医療用麻薬に過大な鎮痛への期待を抱いて，出しただけで疼痛緩和されると思っておられる方もいます．医療者側にも注意が必要ですが，特に投与初期は，ベース量不足もあって，レスキュー回数も多くなりがちですし，思ったよりも効かないと患者さんが仰ることもあります．「**基本的には増やして鎮痛の至適用量を見つけるもの**」だとの事前の説明がとても重要です．その説明が少ないと，「効かない」「**なぜこんなに薬が増えるのか**」と疑念からの治療中断につながります．

個々人ごとに気がかりは異なりますから，それらへの対応と，基本的な説明（増やして適量になってはじめてよく効くなど）が大切といえるでしょう．

さいごに ~読者へのアドバイス

医療用麻薬治療は特に内臓痛に対しては非常に力を発揮しますが，体動時痛が目立つ骨転移痛や，神経障害性疼痛などに対しては他にも細やかな配慮が必要になります．『**誰でもわかる医療用麻薬**』[12]『**間違いだらけの緩和薬選び Ver.3**』[13] という新刊にエッセンスを込めましたので，よかったらご覧になっていただければ幸いです．

語弊を承知でいえば，効きに関しては，力価をそろえれば，モルヒネ，オキシコドン，ヒドロモルフォン，フェンタニル貼付剤は著しく違うということはありません．それなので，まずは習熟した2～3剤を設ければそれでよいと考えます．内服薬や貼付薬でマネジメント不良であるときは，躊躇せずに持続注射に切り替えてタイトレーションするのがよいでしょう．

皆様がますます医療用麻薬の巧みな使い手となってくださることを期待します．

文 献

1) Imanaka K, et al：Efficacy and safety of oral tapentadol extended release in Japanese and Korean patients with moderate to severe, chronic malignant tumor-related pain. Curr Med Res Opin, 29：1399-1409, 2013

2) Suzuki M, et al：Correlation between the administration of morphine or oxycodone and the development of infections in patients with cancer pain. Am J Hosp Palliat Care, 30：712-716, 2013

3) 「トワイクロス先生の緩和ケア処方薬─薬効・薬理と薬の使い方 第2版」(Twycross R, 他／編, 武田文和, 鈴木勉／監訳), p390, 医学書院, 2017

4) 「がん疼痛の薬物療法に関するガイドライン 2014年版」(日本緩和医療学会緩和医療ガイドライン委員会／編), p56, 金原出版, 2014

5) 「トワイクロス先生の緩和ケア処方薬─薬効・薬理と薬の使い方 第2版」(Twycross R, 他／編, 武田文和, 鈴木勉／監訳), p464, 医学書院, 2017

6) Caraceni A, et al：Use of opioid analgesics in the treatment of cancer pain: evidence-based recommendations from the EAPC. Lancet Oncol, 13：e58-e68, 2012

7) 「がん患者の呼吸器症状の緩和に関するガイドライン 2016年版」(日本緩和医療学会緩和医療ガイドライン委員会／編), p70, 金原出版, 2016

8) 「がん患者の呼吸器症状の緩和に関するガイドライン 2016年版」(日本緩和医療学会緩和医療ガイドライン委員会／編), p72, 金原出版, 2016

9) 日本製薬工業協会 医薬品評価委員会 統計・DM 部会：個別化医療実現のための医薬品開発. 医薬出版センター, 2008　http://www.jpma.or.jp/information/evaluation/publishing_center/pdf/007.pdf

10) Tsukuura H, et al：Efficacy of Prophylactic Treatment for Oxycodone-Induced Nausea and Vomiting Among Patients with Cancer Pain (POINT): A Randomized, Placebo-Controlled, Double-Blind Trial. Oncologist, 23：367-374, 2018

11) Portenoy RK, et al：Prevention and management of side effects in patients receiving opioids for chronic pain. UpToDate, 2017 [参照 2018年3月26日]

12) 「Dr. 大津の誰でもわかる医療用麻薬─選べる・使える・説明できる」(大津秀一／著), 医学書院, 2017

13) 「間違いだらけの緩和薬選び Ver.3─費用対緩和を考える」(大津秀一／著), 中外医学社, 2018

大津秀一 (Shuichi Otsu)　**Profile**

東邦大学医療センター大森病院 緩和ケアセンター長
専門分野：緩和医療
早期からの緩和ケア, 診断されたときからの緩和ケアの普及に取り組んでいます. 病期を問わず, 苦痛があるがんの患者さんに適正な緩和医療・緩和ケアが提供されることを願っています.

診療に活かせる論文の読み方が身につきます！

情報を上手く取り入れ、一歩上の診療へ

シリーズ編集／**南郷栄秀**（東京北医療センター 総合診療科）
　　　　　　　野口善令（名古屋第二赤十字病院 総合内科）

東京北医療センター総合診療科 木曜抄読会

第23回 潜在性甲状腺機能低下症の患者は治療を受けるべきか？

安原大樹，南郷栄秀

連載にあたって

EBMスタイルの抄読会とは，ただ英語の文献を読むだけでなく，内容を「批判的吟味」することと，その情報を「どのようにして実際に自分の診療に取り入れるか」を主体的に考えることを主な目的にしています．

本連載では，東京北医療センター総合診療科の「木曜抄読会」と名古屋第二赤十字病院総合内科の「EBMラウンド」という，臨床の現場で実際に行われているEBMスタイルの抄読会を交代で紹介していきます．各回の構成は，まず研修医が各抄読会のフォーマットに沿って抄読会の内容を紹介し，最後に指導医が抄読会の内容に対して考えていることを紹介します．論文を読むだけの抄読会ではなく，論文を現場での判断にどう活かしていくかという考え方のプロセスをお楽しみください．

木曜抄読会フォーマット

臨床状況の呈示：疑問が生まれた症例を紹介

Step 1　疑問の定式化（PICO）：疑問を，どんな患者（patient）が，どんな介入（intervention）を受けると，何と比べて（comparison），どうなるか（outcome）で定式化し，カテゴリー（治療・予防・診断・予後・病因・害）を決定．

Step 2　情報検索：2次資料などから論文を検索し，今回のPICOに一致する論文を選ぶ

Step 3　論文の批判的吟味：論文の研究デザインに対応する「はじめてシート」※を用いて批判的吟味をする

Step 4　患者への適用：「はじめてアプリシート」※を用いて具体的な個別の判断をくだす

Step 5　振り返り：各Stepについて考察する

※著者が運営するサイト The SPELL（http://spell.umin.jp/）よりダウンロードできます

臨床状況

日常診療をしていると，ときどき潜在性甲状腺機能低下症に遭遇することがあります．ADLの自立した高血圧，脂質異常症の既往のある80歳女性が潜在性甲状腺機能低下症で紹介されました．2カ月後の採血でもTSH 13 mU/L，FT4 1.2 ng/dLと前回と同様TSHが高値のみでした．本人には特に甲状腺機能低下の症状はみられません．果たして，FT4が基準範囲内のときに治療せず様子をみたらどうなるのか疑問に思い，調べてみることにしました．

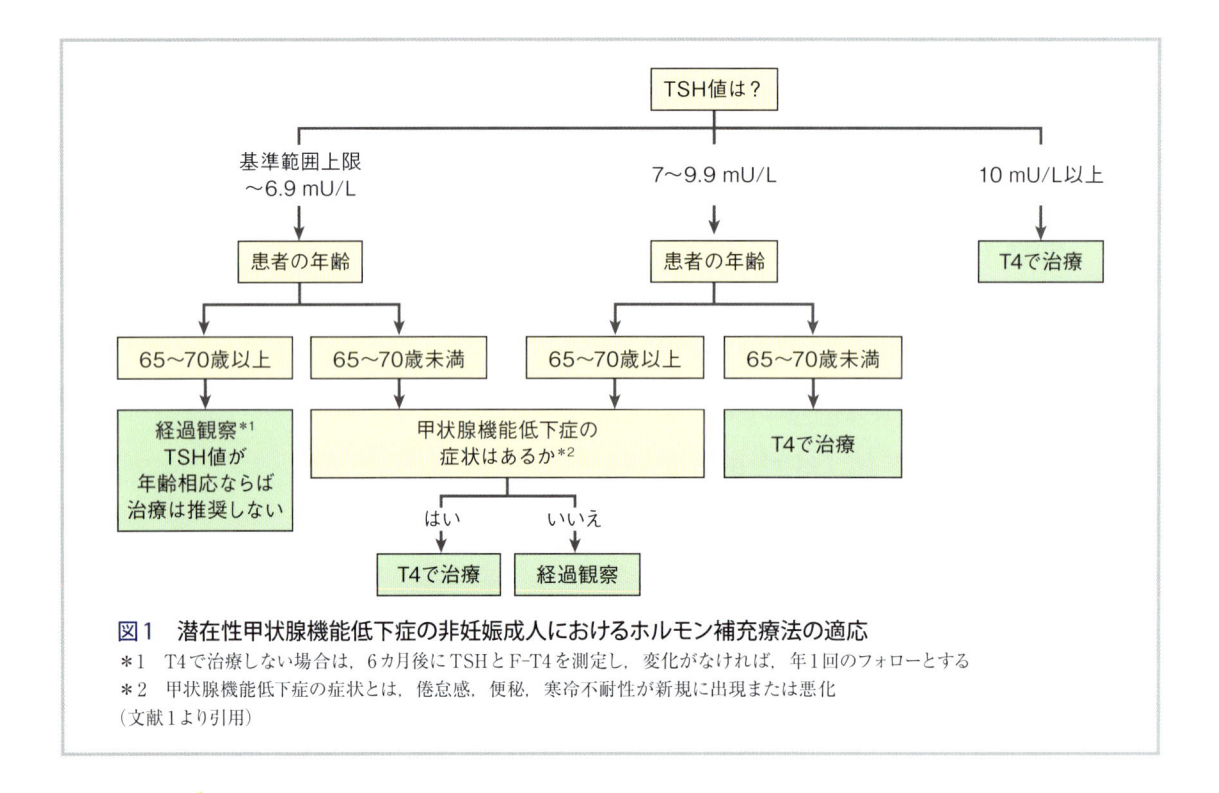

図1 潜在性甲状腺機能低下症の非妊娠成人におけるホルモン補充療法の適応
＊1 T4で治療しない場合は，6カ月後にTSHとF-T4を測定し，変化がなければ，年1回のフォローとする
＊2 甲状腺機能低下症の症状とは，倦怠感，便秘，寒冷不耐性が新規に出現または悪化
（文献1より引用）

✓ Step 1：疑問の定式化

上記の臨床状況をふまえて，下記の通り疑問の定式化を行いました．

P（patient）	：特に自覚症状のない80歳女性が	
I（intervention）	：潜在性甲状腺機能低下症であるのは	
C（comparison）	：甲状腺機能が基準範囲内であるのと比べて	
O（outcome）	：顕在性甲状腺機能低下症を発症するか／死亡リスクが高いか	
カテゴリー	：病因	

✓ Step 2：情報検索

1）UpToDate®

UpToDate® を検索したところ，「Subclinical hypothyroidism in nonpregnant adults ＞ MANAGEMENT」[1] には，潜在性甲状腺機能低下症は，アテローム性動脈硬化症と心筋梗塞，顕在性甲状腺機能低下症への移行のリスクと関連があると書かれており，「ほとんどすべての専門家はTSH＞10 mU/Lであれば治療を勧めているが，TSHが4.5〜10 mU/Lの場合についてははっきりしていない」とあって，アルゴリズムが添えられていました（図1）．

「顕在性甲状腺機能低下症への進展」の項には，「10〜20年間追跡した前向き研究の結果で，

顕在性甲状腺機能低下症の累積発症率は33〜55％で，年間進展率は2〜4％」と書いてありました．また「死亡」の項には，「11件の前向きコホート研究の患者レベルデータのメタアナリシス[2]で，TSH濃度が高いほど心血管死亡リスクが増えるが総死亡は増えず，心血管死亡リスクはTSH濃度≧10 mU/Lだとハザード比（HR）1.58（95%CI 1.10〜2.27），7.0〜9.9 mU/LだとHR 1.42（95%CI 1.03〜1.95）」と書かれていました．

2) DynaMed™

次にDynaMed™で「Hypothyroidism in adults」[3]のトピック「Treatment overview」を見てみると，代用のマーカーを改善するが臨床的なアウトカムを改善しないため，潜在性甲状腺機能低下症の治療については意見が分かれており，米国臨床内分泌学会/米国甲状腺学会（AACE/ATA）の推奨として，下記のように記載されていました．

- 一般的な合意としてTSH＞10 mU/L は治療すべきである
- TSH 4.5〜10 mU/Lでは治療の有用性は明らかではない
- TSH 2.4〜4.5 mU/Lでは妊娠の可能性がある期間を除き，補充療法を支持する根拠はほとんどない

そして，「Prognosis」の「Subclinical hypothyroidism」の項に「subclinical hypothyroidism may be associated with increased cardiovascular risk」と書かれており，前向きコホート研究のシステマティックレビュー（SR）[2]の結果として，TSH濃度0.5〜4.49 mU/Lと比較して，4.5〜6.9 mU/L，7〜9.9 mU/L，10〜19.9 mU/Lの冠動脈疾患リスクは，調整ずみハザード比（aHR）1（95％CI 0.86〜1.18），1.17（95％CI 0.96〜1.43），1.89（95％CI 1.28〜2.8）だったとありました．

3) 米国の診療ガイドライン

2012年のAACE/ATAの診療ガイドライン[4]には，TSH 10 mU/Lを超える患者では心不全や心血管死亡のリスクが上昇するため，L-thyroxineによる治療を考慮する（Grade B，BEL 1）との記載があり，潜在性甲状腺機能低下症では，初期投与量のL-thyroxineが顕在性甲状腺機能低下症よりも少なく，TSHの値によって1日25〜75 μgにするべきで，臨床的な反応とTSHの値を見ながら調節する（Grade B，BEL 2）と書かれていました．なお，BELは「"best evidence" rating level」の略です．

4) 日本の診療ガイドライン

2008年に日本甲状腺学会から「Subclinical hypothyroidism 潜在性甲状腺機能低下症 診断と治療の手引き」[5]が出されていましたが，残念ながら有料のため閲覧できませんでした．

5) 論文の選択

UpToDate®とDynaMed™の記載の根拠になっていたのが同じ論文[2]だったので，今回はこの論文を読んでみることにしました．

Rodondi N, den Elzen WP, Bauer DC, et al ; Thyroid Studies Collaboration.
Subclinical hypothyroidism and the risk of coronary heart disease and mortality.
JAMA. 2010 Sep 22 ; 304（12）: 1365-74.
PubMed PMID : 20858880 ; PubMed Central PMCID : PMC3923470.

Step 3：論文の批判的吟味

　今回の論文はコホート研究のSRであり，The SPELLの「はじめてレビューシート5.0」[6]に沿って批判的吟味を行い，その結果は図2に示す通りでした．研究の質にはおおむね問題がないようでした．

　論文の結果ですが，潜在性甲状腺機能低下症と，甲状腺機能が正常な人を比べると総死亡，冠動脈疾患死，冠動脈疾患イベントで差はみられませんでした．しかし，TSH≧10 mU/Lの場合，冠動脈疾患イベントがHR 1.89（95％CI 1.28〜2.80）に，冠動脈心疾患死がHR 1.58（95％CI 1.10〜2.27）に有意に増加しました．

Step 4：患者への適用

　「はじめてアプリシート2.1」[7]（図3）を用いて，エビデンス，患者の病状と周囲をとり巻く環境，患者の意向と行動，医療者の臨床経験の4つの要素を考慮しました．現時点では，検索した範囲での一般的な合意として，TSU＞10 mU/Lの場合にはリスクが上がるので治療するという推奨になっています．目の前の患者さんにとっての真のアウトカムである「冠動脈疾患死」が少なく，薬の副作用の可能性が低く，治療にかかる費用も数百円/月であることを考えると，再検してTSHの値が変わらないならば，治療してもよいと考え，甲状腺ホルモン製剤補充を行う方針としました．

Step 5：振り返り

　今回の論文を読んで，潜在性甲状腺機能低下症と甲状腺機能が基準範囲内の人を比べると，TSH＞10 mU/Lの場合に冠動脈疾患死，冠動脈疾患イベントが有意に増加することがわかりました．しかし関連が明らかになったとして，TSH＞10 mU/Lの場合に治療をすると心疾患が減少するかということは現時点ではわかりません．今回は観察研究のSRを読んだため，治療によって冠動脈疾患イベントが減るかどうかまではわかりませんでした．今後は，治療した場合の効果についての臨床試験を結果が得られれば，改めて検討が必要と思われます．

はじめてレビューシート 5.0

Critically appraised topic for Systematic review

Reviewer： 安原　大樹　2017年　6月　1日

authors：Nicolas Rodondi, MD, MAS; Wendy P. J. den Elzen, MSc ; Douglas C. Bauer, MD ; et al
title：Subclinical hypothyroidism and the risk of coronary heart disease and mortality.
citation：JAMA. 2010 Sep 22 ; 304（12）：1365-74.
PubMed PMID：20858880

1. 論文のPICOは何か？
P：成人
I：潜在性甲状腺機能低下症
C：甲状腺機能正常
O：総死亡，冠動脈心疾患死，冠動脈心疾患イベント

2. 全ての研究を網羅的に集めようと努力したか？
①データベースは？　✔MEDLINE　✔EMBASE　□CDSR　□CENTRAL　□Google scholar　その他（　　　　　　）
②検索語（subclinical thyroid dysfunction and CHD or mortality（cardiovascular and total）），期間（1950 to May 31, 2010）
③どのような種類の研究を調べたか？　✔コホート研究
④参考文献まで調べたか？　✔参考文献まで調べた　□参考文献は調べなかった　□不明
⑤個々の研究者や専門家に連絡を取ったか？　✔連絡を取った　□連絡を取らなかった　□不明
⑥出版されていない研究も探したか？　□探した　□探さなかった　✔不明
⑦同じ研究が複数報告されていないか？　✔複数報告の研究は排除されている　□排除されていない　□不明
⑧英語以外で書かれた研究も探したか？　✔探した　□探さなかった　□不明

3. 全ての研究が網羅的に集められたか？
✔網羅的に集められている　□網羅的には集められていない　□不明
　✔ファンネルプロットを用いて出版バイアスの有無を検討している
　○ファンネルプロットは用いられていない

4. 集められた研究は，複数の評価者によって評価されたか？
✔複数の評価者→　2　人　□単独の評価者
→評価者間で評価のくい違いが生じた場合
　○合意を形成して最終的に評価を下している　○合意を形成せず，各評価者の判断を個別に記載している
　✔その他（　discussion with a third author　）

5. 集められた研究は，明確な基準をもって妥当性を評価されたか？
✔評価基準として，明確な基準を持って評価を行った　○Jadad score　✔それ以外の基準（　結果の判定と確認法，交絡因子の説明，追跡確認の完全性　）
□明確な基準はない

6. 集められた研究の異質性 heterogeneity は検討されたか？
✔異質性は検討された　→用いられた統計手法は？　○Cochran Q（カイ二乗検定）　✔I^2統計量　○その他

7. 結果は統合されたか（Meta-analysis）？
①最終的に何件の研究が残り，採用されたか？
　RCT（　）件, quasi-RCT（　）件, non-RCT（　）件, SR/MA/CDSR（　）件, コホート研究（11）件,
　症例対照研究（　）件, 診断（横断）研究（　）件, その他の種類の研究（　）件
②集められた研究の結果は統合されたか？
✔統合されている　→統合する際に用いたモデル？　○Fixed effect model　✔Random effects model　○その他
□統合されていない

8. 結果の評価（PICO毎に評価）
CHD Events：RR 1.18（95％CI 0.99-1.42），I^2 = 59 %
　TSH 0.5〜4.49 mU/L　HR 1（Reference）
　TSH 4.5〜6.9 mU/L　HR 1.00（95％CI 0.86〜1.18）
　TSH 7.0〜9.9 mU/L　HR 1.17（95％CI 0.96〜1.43）
　TSH 10〜19.9 mU/L　HR 1.89（95％CI 1.28〜2.80）　$p < 0.01$ for trend
CHD Mortality：RR 1.14（95％CI 0.99〜1.32），I^2= 0 %
　TSH 0.5〜4.49 mU/L　HR 1（Reference）
　TSH 4.5〜6.9 mU/L　HR 1.09（95％CI 0.91〜1.30）
　TSH 7.0〜9.9 mU/L　HR 1.42（95％CI 1.03〜1.95）
　TSH 10〜19.9 mU/L　HR 1.58（95％CI 1.10〜2.27）　$p = 0.05$ for trend
Total Mortality：RR 1.09（95％CI 0.99〜1.24），I^2= 66 %
　TSH 0.5〜4.49 mU/L　HR 1（Reference）
　TSH 4.5〜6.9 mU/L　HR 1.06（95％CI 0.96〜1.17）
　TSH 7.0〜9.9 mU/L　HR 1.02（95％CI 0.84〜1.24）
　TSH 10〜19.9 mU/L　HR 1.22（95％CI 0.80〜1.87）　$p = 0.39$ for trend

11

図2　はじめてレビューシート5.0

Application Information to Individual Patient

Reviewer： 安原　大樹　　2017年　6月　1日

1. 目の前の患者のPICOを確認する

P：特に自覚症状のない80歳女性が

I：潜在性甲状腺機能低下症であるのは

C：甲状腺機能が基準範囲内であるのと比べて

O：顕在性甲状腺機能低下症を発症するか／死亡リスクが高いか

疑問のカテゴリー：治療　・　予防　・　診断　・　予後　・　病因　・　害

2. エビデンスはどのようなものか？

2-1) 1本の論文について，批判的吟味の結果をまとめる

　2-1-C. 病因，害のカテゴリーの場合

　取り上げた論文の書誌情報　JAMA. 2010 Sep 22；304（12）：1365-74.

　　①調べられた要因（危険因子）は何か？（　TSH　level　　　　　　　　　　　　　　　　　　　　　）

　　②リスクの大きさと，その信頼区間（最大リスク，最小リスク）は？　心血管イベント RR 1.18（95%CI 0.99-1.42），

　　　心血管死 RR 1.14（95%CI 0.99〜1.32），総死亡 RR1.09（95%CI 0.99〜1.24）

　　　TSH 10〜19.9 mU/Lでは，心血管イベントは HR 1.89（95%CI 1.28〜2.80）だが，総死亡は HR 1.22（95%CI

　　　0.80〜1.87）

2-2) 同じPICOの他の研究の結果はどのようなものか？

　①最新のシステマティックレビュー／メタアナリシスの結果は？

　書誌情報：　J Clin Endocrinol Metab. 2015 Jun；100（6）：2181-91.

　記載内容：脳卒中に対する無症候性甲状腺機能低下症の全体的な効果は証明されなかったが，65歳未満の被験者およ

　びTSH濃度の高い被験者のリスク上昇が観察された　　　　　　　　　　　　　　　　　　　　　　　　　　.

　書誌情報：AHRQ Comparative Effectiveness Review. 2011 Nov：24

　記載内容：8件のRCTとそれ以前の3件のシステマティックレビューの，臨床的異質性に限界のあるシステマティッ

　クレビュー．4つの研究の305人で体重，BMIに有意差がなく，2つの研究の169人でQOLに差がなく，2つの研究の

　195人で血圧に差がなかった．4つのうち2つの研究でTotal cholesterolとLDL cholesterolの有意な減少を認めた．

　②①のシステマティックレビュー／メタアナリシスより後に発表された研究の結果は？

　書誌情報：N Engl J Med. 2017 Apr 3 early online

　記載内容：ITT解析のないRCTで，65歳以上で潜在性甲状腺機能低下症の患者737人が，levothyroxineを内服した

　場合と，placeboを内服した場合を1年間追跡して比較した研究．致死的または非致死的心血管イベント，全死亡率，

　新規の心房細動，心不全，骨折，新規の骨粗鬆症の発症に有意差はなかった．

　③より大規模な研究の結果は？

　検索範囲で認められず

2-3) 診療ガイドラインでの記載はどのようなものか？

①国内の診療ガイドラインの記載

　ガイドライン名：Subclinical hypothyroidism 潜在性甲状腺機能低下症 診断と治療の手引き（ホルモンと臨床（0045-

　7167）56巻7号：Page705-24（2008.07）．日本甲状腺学会）

　記載内容と推奨：有料のため参照できず

②海外の診療ガイドラインの記載

　ガイドライン名：American Association of Clinical Endocrinologists/American Thyroid Association（AACE/

　ATA）European Thyroid Association guidelines

　記載内容と推奨：一般的な合意としてTSH＞10 mU/Lでは治療すべきである

2-4) その他の2次資料（2次情報）での記載はどのようなものか？

①2次資料（2次情報）名：UpToDate®

　記載内容と推奨：Subclinical hypothyroidism in nonpregnant adults＞MANAGEMENT

　ほとんどすべての専門家はTSH＞10 mU/Lであれば治療を勧めているが，TSHが4.5〜10 mU/Lの場合については

　はっきりしていない．データをみると潜在性甲状腺機能低下症は，アテローム性動脈硬化症と心筋梗塞，顕在性甲状腺

　機能低下症へ移行のリスクとの関連があり，TSH≧10 mU/Lでは治療を勧める．

②2次資料（2次情報）名：　DynaMed™

　記載内容と推奨：Hypothyroidism in adults＞Treatment overview

　● 潜在性甲状腺機能低下症に対する治療については議論の余地があり，代用マーカーの改善は報告があるが，臨床

　的なアウトカムについては報告がない

1

図3　はじめてアプリシート 2.1

（次ページへつづく）

はじめてアプリシート 2.1

○ 一般的な合意として TSH > 10 mU/L は治療すべきである
○ TSH 4.5 〜 10 mU/L では治療の有用性は明らかではない
○ TSH 2.4 〜 4.5 mU/L では妊娠の可能性がある期間を除き，補充療法を支持する根拠はほとんどない

3. 患者の病状と周囲を取り巻く環境はどのようなものか？
3-1）患者はどのような病状か？
3-1-A．目の前の患者での治療法や診断法の効果は，その論文や情報が対象としている患者と比べて大きいか，小さいか？
考慮すべき要因： 年齢，性別，人種，病期・重症度，病理，併存疾患（合併症），既に行われている治療内容，その他の要因
論文の患者よりも □効果が大きい ☑効果は同じ □効果が小さい □不明
3-1-B．目の前の患者は，その治療や検査を行うことができる状態か？
☑行うことができる □行うことができない
3-1-C．患者はこれまでにどのような医療行為を受けているか？
3-2）周囲を取り巻く環境はどのようなものか？
3-2-A．その治療や検査を行うために必要となるコストはどのくらいか？
①治療や検査そのものにかかる費用はどのくらいか？ チラーヂン®S錠25μg 9.6円/日
②悪い転帰をたどった場合に追加でかかる費用はどのくらいか？ 心筋梗塞で入院 227万
　http://www.asahi.com/articles/SDI201512175477.html より
3-2-B．患者の置かれた環境でその治療や検査を行うことができるか？ ☑できる □できない

4. 患者の好みと行動はどのようなものか？
4-1）エビデンスが扱っているアウトカムの中に，目の前の患者にとっての真のアウトカムは含まれているか？
☑含まれている □含まれていない
4-2）患者の希望は？
その治療，検査を ☑希望している □希望していない □不明

5. 医療者の臨床経験はどのようなものか？
その治療，検査を行って ☑良かったという実感がある □良かったという実感がない □良くなかったという実感がある
　　　　　　　　　　　 □自分では見たり受けたりした経験がないので分からない

6. 目の前の患者に対してどうするか？（臨床判断）
EBM実践の4要素を考えて，目の前の患者に対してどうするかを判断する
その治療，検査を ☑行う（TSH > 10 mU/L ならば治療を行う） □行わない

2

図3　はじめてアプリシート 2.1（つづき）

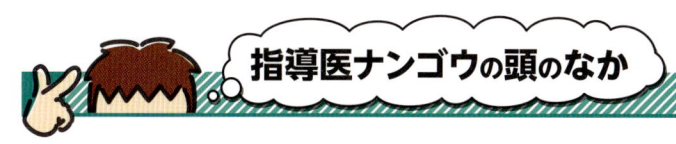

指導医ナンゴウの頭のなか

1）真のアウトカム，代用のアウトカム

　無症状ながら TSH が上昇している潜在性甲状腺機能低下症は，頻度の高い疾患である．症状がないのだから，症状を取り除くための治療は不要であり，治療の目的は，将来起こるであろう望ましくないアウトカムの予防である．潜在性甲状腺機能低下症の予防的治療のアウトカムとして考えられるのは，顕在性甲状腺機能低下症への進展，心血管イベント発症，死亡といったところだろうか．

　顕在性甲状腺機能低下症への進展については，UpToDate® には「10〜20年間追跡した前向き研究の結果で，顕在性甲状腺機能低下症の累積発症率は33〜55％で，年間進展率は2〜

表　Bradford Hill の基準（観点）

1）	強固性	Strength
2）	一貫性	Consistency
3）	特異性	Specificity
4）	時間的関係	Temporality
5）	用量反応関係	Dose-response relationship/Biological gradient
6）	生物学的説得性	Biological plausibility
7）	整合性	Coherence
8）	実験的根拠	Experimental evidence
9）	類似性	Analogy

（文献8から作成）

4％」と記載されていた．それなりに高い値である．また今回のSRによると，心血管イベント発症は，TSH 10〜19.9 mU/LではHR 1.89（95%CI 1.28〜2.80）と有意に高くなるが，総死亡は有意に高くなるとはいえないとの結果だった．

　ところで，患者にとっての真のアウトカムはどれだろうか．当初，Step 1でPICOを立てた際には，顕在性甲状腺機能低下症と死亡リスクをアウトカムに挙げていた．しかしStep 4では，冠動脈疾患死を真のアウトカムとしている．**Step 3で論文を読んでいるうちに，有意な差が出ている冠動脈疾患死の方が重要だと考えるようになったのだろうか．**

2）因果推論

　今回は観察研究のSRの論文を読んだ．観察研究は，曝露因子とアウトカムの関連性を，介入を加えずに検証するものである．つまり，曝露因子がある人にアウトカムが多く出現するかどうかを調べるために行う．しかし，観察研究はランダム化比較試験とは異なり，交絡因子の排除が困難である．多変量解析やプロペンシティスコア（propensity score）によって統計学的に交絡因子の調整を行うことはできるが，いずれにしても調整可能なのは既知の交絡因子のみである．したがって観察研究のSRも，曝露因子とアウトカムの関連性の有無についての結果の解釈には注意が必要なのである．

　また，**曝露因子とアウトカムに関連性があることが証明されたとしても，両者の間に因果関係があることを直接は意味しない．**因果関係を推論することを因果推論と呼ぶが，これにはさまざまな要因を考慮する必要があって，難しい．因果関係の推定には，これまで種々な要件が提唱されており，そのうちの1つが1965年に発表された「**Bradford Hill の基準**[8]」（表）である．

　効果推定値が大きかったり（強固性），集団や場所，時を変えても曝露因子とアウトカムの間の関連性が一貫して認められたり（一貫性），曝露因子とアウトカムの間に1：1の関係があったりする（特異性）と，因果関係がある可能性が高くなる．また，曝露因子は常にアウトカムに先行する（時間的関係）し，曝露因子が量的に多くなるとアウトカムの発生も多くなる関係（用量反応関係）があったり，観察研究で証明された関連性が病態生理学的にも説明可能（生物

学的説得性）であったり，これまでの知見と矛盾しない結果（整合性）であったりすれば，因果関係があるといえそうである．そして，介入研究によってアウトカムの発生が減らすことができたり（実験的根拠），類似した関連性が他の研究でもみられたり（類似性）すると，やはり因果関係があると考えられる．

　ただし，以上の Bradford Hill の基準は，必須条件ではない．数多くの項目が満たされるほど因果関係が存在する可能性が高まるが，逆に，満たさない項目があるからといって因果関係が否定されるわけではない．日本では「基準」という訳語が当てられることが多く，すべての項目が満たされなければならない印象を与えるが，原語では「nine different viewpoints」，直訳すると「9つの異なる観点（視点）」である．こうした歯切れの悪さから，この基準に懐疑的立場の人によって，否定のためだけの議論がなされてきたりもした．しかし，1960年代に比べて現在では，因果関係に関する議論は大きく深化している[9]．いずれにせよ，**曝露因子とアウトカムが因果関係にあるかどうかは総合的に判断する必要がある**のである．

 文　献

1)　Ross DS：Subclinical hypothyroidism in nonpregnant adults：MANAGEMENT. UpToDate, 2018

2)　Rodondi N, et al：Subclinical hypothyroidism and the risk of coronary heart disease and mortality. JAMA, 304：1365-1374, 2010

3)　Hypothyroidism in adults. DynaMed, 2018

4)　Garber JR, et al：Clinical practice guidelines for hypothyroidism in adults: cosponsored by the American Association of Clinical Endocrinologists and the American Thyroid Association. Thyroid, 22：1200-1235, 2012

5)　網野信行，他：Subclinical hypothyroidism 潜在性甲状腺機能低下症 診断と治療の手引き．ホルモンと臨床，56：705-724，2008

6)　はじめてレビューシート 5.0：http://spell.umin.jp/BTS_SR5.0.pdf

7)　はじめてアプリシート 2.2：http://spell.umin.jp/BTS_AP2.2.pdf
　▶ 検討時はアプリシート 2.1を用いた．

8)　Hill AB：The environment and disease：association or causation? Proc R Soc Med, 58：295-300, 1965

9)　津田敏秀，他：医学における因果関係の推論―疫学での歴史的流れ―．日本衛生学雑誌，51：558-568，1996

安原大樹（Daiki Yasuhara）　　　　　　**Profile**

武蔵国分寺公園クリニック 後期研修医2年目
乳児から超高齢者まで尊敬のできる先生方と在宅と外来の診療をしています．住みやすい環境です．一緒に働きませんか．

南郷栄秀（Eishu Nango）

東京北医療センター 総合診療科
Gノート創刊から3年にわたって特集を組んだ高血圧，糖尿病，脂質異常症を1冊にまとめて，最新のエビデンスにアップデートしたGノート増刊号「動脈硬化御三家　高血圧・糖尿病・脂質異常症をまるっと制覇！」を，3月に上梓しました．診療現場ですぐに使えることを重視して執筆しましたので，きっと皆さんの日常診療にお役立ていただけることと思います．ぜひ御覧ください！

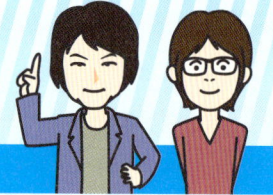

「伝える力」で変化を起こす！ ヘルスコミュニケーション

医師 × 医療ジャーナリストが考える臨床でのコツ

この連載では
臨床の現場でぶつかるさまざまな壁．「患者さんに説明したはずなのに覚えてくれていない…」「『わかりました』と言ってくれたのに協力してもらえない」などの医師−患者関係にかかわるものから，地域住民向けの健康講演会まで．実はこうした日々の問題は，「伝え方」にほんのちょっと気をつけるだけで解決する場合があるのです．臨床現場で日々課題に向き合う医師と，コミュニケーションの最前線で働くジャーナリストが，現場で役立つ「ヘルスコミュニケーション」について考えます．

第5回

看護師さんと上手くいかない，どうする？

柴田綾子，市川　衛

【ある月曜日の夜・・・】

 （柴田）ムキーっ！ ちょっと市川さん聞いてくださいよ！ 昨日，当直だったんですが，看護師さんが私のことを全然考えてくれないんですよ！ イライラしちゃって….

 （市川）ど，どうしたんです？

 夜中に何度も病棟の看護師さんから電話がかかってきて，全然寝られなかったんですよ．「患者の○○さんが××って言ってます」とか，「明日手術の△△さんの指示は□□でいいですか？」とか．そのたびに起こされるんです．本当に大変でした．

 それは大変だったでしょう．ただでさえ疲れる当直中には，眠れる時間ができたときはできるだけ起こしてほしくないですよね….
でも，看護師さんはなぜ電話をかけてきたんでしょう？

 う〜ん….「どうしても今確認しておきたかった」とか，「指示を間違えると困ると思った」とかですかね….そうは言っても，さすがに電話が多すぎですよ．睡眠を中断されるこっちの身にもなってほしいです．

 なるほど，そう考えると，看護師さんの気持ちもわかりますね．もしかしたら「柴田先生に悪いな…」とは思いながらも，どうしても患者さんのために今電話しなきゃ！という思いであえて電話したのかもしれないですね．

 そっか，確かに….う〜ん，そう考えるとあまり怒るのも大人げなかったかな？ ちょっと落ち着いてきました．後で看護師さんに，さりげなく昨夜の状況がどうだったか聞いてみます．

おお，前向き！ 素晴らしいですね．確かに，改めて考えると「当直中に何度も電話」という同じ状況でも，医師側から見た場合と，看護師側から見た場合では「捉え方」は全然変わるのかもしれませんね．なんか，そのことに思いを馳せるだけでも冷静になれる気がします．勉強になるなあ….

ちょっと深掘り！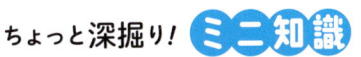

1 医師のイライラは看護師にも影響する

　医師がイライラすると，看護師の行動にも影響が出ることが報告されています．

　1,364名の医療者（看護師822名，医師542名）を対象にしたアンケート調査[1]では，55％の看護師が「医師の態度によって，質問したり患者の状態を報告したりするのをためらう」と回答しました．**若くて経験の浅い看護師ほど，医師の態度に影響を受ける傾向があり，医師がイライラした態度をとることで看護師は萎縮して仕事がしにくくなり，患者安全に影響する**ことがわかっています．医師と看護師に「相手を尊重した態度」について質問したところ，医師・看護師ともに1位は「礼儀をもつ」で，看護師の2位は「自分が話しているときにちゃんと聞いてくれる」でした．**医師は，看護師の話を途中で遮らずに最後まで聞くことを実践する**と，信頼関係をつくりやすくなるかもしれません．

2 その「イライラ」を信念対立解消アプローチで解消する

　忙しい業務のなかで，何度も指示を確認されたり，細かいことを報告されたりするとイライラしてしまうことがありますね．イライラを解消する方法の1つに「信念対立解消アプローチ」[2]があります．これは構造構成主義（図）という理論をもとにつくられました．人と人との対立は「自分が正しい≒相手が間違っている」という思い（信念）が根底にあることが多々あります．構造構成主義では，すべてのことは見る人の立場や状況（関心相関性[※1]）によって変化しており「唯一本当のモノ」は存在しないと考えます．信念対立解消アプローチでは，自分のイライラの根底にある「○○であるべき」という思い込み（信念）に気づき，「自分の捉え方も間違っていないが，相手の捉え方も間違いではない」と考えることで，無用な対立を減らすことができるのです．

　〈明日からできる信念対立解消アプローチ〉
1. イラっとしたときに，少し立ち止まる
2. 自分のなかに隠れている「○○であるべきだ」という思い込みに気づく
3. なぜ相手は「△△だ」と訴えているのだろうかと考える
4. 「自分も間違っていないが，相手も間違っていない」と考える

　このようにイライラしたときに少し時間をとって考えることで，不要な言い争いになることを予防することができます．

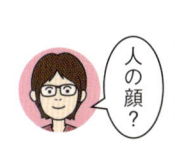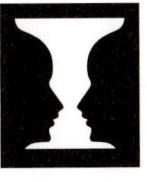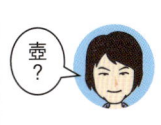

図　ルビンの壺
ある事象が見る人の立場や関心によって見え方が変わる（関心相関性の）1例．
同じ絵であっても，人の顔に見える人もいれば，壺に見える人もいる．

私も「イライラしちゃいけない」ってわかっているんですよ．わかっているけど，なかなか実践するのは難しいんですよねぇ（涙）．

 確かに，医師の皆さんにお話を聞くと，感情的になった患者さんやご家族への対応や，医療者同士でのコミュニケーションなどに対し，心理的にストレスを感じるという声はよく聞きます．

 うーん…．そうですね．例えば当直中に救急患者の受診や予定外の手術が重なり，そこに家族への説明まで加わると，正直，本当に疲れますね．でも，「患者さんや家族に対しては，常に共感的で，冷静な対応を**しなければならない**」とも思うので，疲れやイライラを見せちゃいけないとも感じます…．そうして葛藤していること自体がストレスになっている気がします．

 なるほど，お話を聞くだけで大変さが伝わってきます．そういった，いわゆる「感情労働※2」に携わる人は，バーンアウト（燃え尽き）を起こしやすいという研究もありますよね[3, 4]．疲れるのもイライラしちゃうのも自然な感情．それを抑えすぎて心のバランスを崩す前に，何か手を打てるとよいですね．できれば，職場単位で何か取り組みができるとよいのかもしれませんが…．

 確かに！そういえば最近，「ポジティブ心理学」という学問を知って，何か仕事の進め方にとり入れられないか，考えているところなんです．

 へえ，どんなものなんですか？

ちょっと深掘り！ ミニ知識

■ ポジティブ心理学を使って仕事のパフォーマンスを向上させる

　仕事の生産性が話題になっていますが，単に無駄を減らして効率を上げるだけが解決策ではありません．

　仕事に対する意欲を表すワーク・エンゲージメント※3の研究では，個人の「自己効力感，自尊心，楽観性」を高めることは仕事のパフォーマンスを上げるだけでなく，離職率やうつ傾向を低下させることが報告されています[5]．

　このワーク・エンゲージメントのおもしろい点は「伝染る」ことです．職場内（上司・部下，同僚間）や夫婦内で，高いエンゲージメントをもつ人が他のメンバーのエンゲージメントも高めていることがわかっています[5]．

　ではどのようにエンゲージメントを高めたらいいのでしょうか？アメリカ救急医療学会ではポジティブ心理学[6]を用いて「ポジティブな職場をつくろう」という呼びかけを行っています[7]．

※1　関心相関性：すべての存在や意味や価値は，それ自体で独立に存在することはなく，私たち（観察者）の欲望や関心によって影響を受けているという理論[2]．

※2　感情労働：相手（顧客）に対応するために，体や頭脳を使うだけでなく，自分の感情の抑制や忍耐などが必要な労働．社会学者A.R.ホックシールド氏による言葉．

※3　ワーク・エンゲージメント：仕事に対する活力，熱意，没頭の3つの要素から構成されている．

◆ ポジティブ心理学とは

人や組織の強みや幸せを解明しようとする，心理学の一分野です．アメリカ心理学会の元会長マーティン・セリグマン氏が1998年に提唱しました．

〈医療者ができるポジティブ心理学〉

1. 自分の強みを見つけて生かそう

自分の弱みを改善することも大事ですが多くはストレスが伴います．自分の強みを認識し，それをさらに活用することが個人の幸せにつながります[8]．インターネット上にはさまざまな「強み診断」が紹介されているので，参考にしてください（おまけ参照）．

2.「3つのよいこと」を思い出そう

寝る前に一日を思い出し，3つのよいこととその理由を考えることで幸福度が高まり，うつ傾向が減少するとセリグマン氏は提唱しており[9]，NICU（新生児集中治療室）で働く医療者を対象にした研究[10]や医療安全[11]，メンタルヘルス[12]などの分野で活用されています．

3.「フロー体験」を創ろう

我を忘れて熱中しているときには時間が経つのも忘れてしまいますね．フロー（flow）とは，100％集中し没頭している状態で，自分の能力が最大限に発揮できるとされています．心理学者のミハイル・チクセントミハイ氏は，フロー体験に到達しやすい環境として，① 明確なゴールや目標が設定されている，② メンバーの技量に適切な，挑戦できる仕事である，③ フィードバックが適宜ある，等をあげており，ビジネス現場での生産性向上に活用されています[13]．

 なるほどー，夜眠るときってどうしても，「今日はこんな失敗したな」とか，「明日はどうしよう」とか考えてクヨクヨしちゃいがちだけど，「よいことを3つ思い出そう」と決めておくと，前向きなことが記憶に残りそう．

心理学のテクニックって，ついつい「本当に意味あるの？」と思ってしまいがちだけど，実際に救急医学会などがとり入れていると聞くと，やってみよう！と思えちゃいますね．

 そうですね．ヘルスコミュニケーションは医師−患者間と思っていましたが，こういう知識を使うことで医療者間のコミュニケーションがよくなれば働きやすい職場になりますね．今度，昨日の当直の看護師さんをご飯に誘って，ざっくばらんに話を聞いてみようと思います．

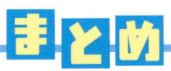 ── 明日から使えるヘルスコミュニケーション ──

1 「自分も間違っていないが，相手も間違っていない」と考えよう

2 自分やチームの強みを見つけ，フロー体験を創るために職場環境を整えよう

3 寝る前に，その日にあった「3つのよいこと」とその理由をあげてみよう

次回予告 ▶▶▶ 医療のリスクや"悪い知らせ"をどう伝えるか？

【おまけ】強み診断をやってみよう！（2018年4月閲覧）

- VIA Institute Strengths Test
  https://www.viacharacter.org/survey/account/register
  ▶ ポジティブ心理学のクリストファー・ピーターソン氏とマーティン・セリグマン氏が開発した強み診断．氏名やメールアドレスを登録することで無料でできます（英語）.

【謝辞】執筆にあたり医療法人社団尚誠会 笑顔のおうちクリニック松戸の松本尚浩さんにアドバイスをいただきました．この場を借りて御礼を申し上げます．

文献

1) Siedlecki SL & Hixson ED：Relationships Between Nurses and Physicians Matter. Online J Issues Nurs, 20：6, 2015

2) 「構造構成主義とは何か—次世代人間科学の原理」（西條剛央／著），北大路書房，2005

3) Zapf D, et al：Emotion work and job stressors and their effects on burnout. Psychol Health, 16：527-545, 2001

4) 荻野佳代子，他：対人援助職における感情労働がバーンアウトおよびストレスに与える影響．心理学研究，75：371-377，2004

5) 島津明人：職場のポジティブ心理学：ワーク・エンゲイジメントの視点から．産業ストレス研究，16：131-138，2009

6) マーティン・セリグマンのポジティブ心理学　TEDTalks（日本語訳つき）
   https://www.ted.com/talks/martin_seligman_on_the_state_of_psychology?language=ja&utm_campaign=tedspread--a&utm_medium=referral&utm_source=tedcomshare （2018年4月閲覧）

7) Farber NE, et al：Positive Psychology: Part 2: Creating a Positive Healthcare Environment - Wellness Section Newsletter, September 2013. American College of Emergency Physicians, 2013.

8) 阿部　望，石川信一：ポジティブ心理学における強み研究についての課題と展望．心理臨床科学，6：17-28，2016

9) Seligman ME, et al：Positive psychology progress: empirical validation of interventions. Am Psychol, 60：410-421, 2005

10) Rippstein-Leuenberger K, et al：A qualitative analysis of the Three Good Things intervention in healthcare workers. BMJ Open, 7：e015826, 2017

11) MidMichigan Health：The 3 Good Things Exercise Explained by Bryan Sexton, Ph.D.
    https://www.midmichigan.org/quality-safety/3-good-things/ （2018年4月閲覧）

12) Bolier L, et al：Positive psychology interventions: a meta-analysis of randomized controlled studies. BMC Public Health, 13：119, 2013

13) 「Flow and the Foundations of Positive Psychology」（Csikszentmihalyi M），p232, Springer, 2014

もっと勉強したい人へ（2018年4月閲覧）

- 京極 真（吉備国際大学保健医療福祉学部作業療法学科 准教授）の研究室
  https://kyougokumakoto.blogspot.jp/
  ▶ 臨床現場における信念対立の例や評価尺度について紹介されている.

- 西條剛央：構造構成主義による人間科学の基礎づけ；科学哲学の難問解明を通して．科学基礎論研究，40：37-58，2013
  https://www.jstage.jst.go.jp/article/kisoron/40/2/40_KJ00008610256/_pdf/-char/ja
  ▶ 構造構成主義が生まれてきた背景や理論の詳細が解説されている.

柴田綾子（Ayako Shibata）

淀川キリスト教病院 産婦人科
共著「女性の救急外来 ただいま診断中！」（中外医学社，2017）
どんなにたくさんの医学知識と技術をもっていても，周囲の医療者とのコミュニケーションが上手くいかないと十分に発揮できないことがあります．逆に，職場の周りの人とよい関係性があると，自分が至らない部分をフォローしてもらえたり助けられることもあります．今回は哲学や心理学など，一見医学とは少し離れたところにある知識で，医療現場に役立つ情報を紹介しました．今日から，ぜひ「ちょっとポジティブ」をとり入れてみませんか？

市川　衛（Mamoru Ichikawa） **Profile**

NHK制作局チーフ・ディレクター（科学・環境番組部）
東京大学医学部健康科学・看護学科卒業．NHKスペシャルなどの制作のほか，医療ジャーナリストとしてYahoo! ニュース個人など執筆を行う．東京大学・京都大学などでヘルスコミュニケーションについて講義活動を行っている．
先日，虫垂炎になって人生はじめての入院をしました．患者という立場で実際に医師や看護師の皆さんと話して，改めて医療者の皆さんの仕事の大変さを痛感するとともに，医療者からどのようなコミュニケーションがあるかによって，患者側の満足度が大きく左右されることも実感しました．コミュニケーションは，もしかすると手術や薬と同じように，誰かを幸せにすることにつながるのかもしれません．

第20回 移動時間を効率的に使う
情報共有の仕組みづくり

姜　琪鎬

仕事の考え方

1）「動いているけど，働いていない」

　　医療職は，知的労働者であり，肉体労働者です．特に訪問診療は，オフィスに患者さんが来院するのではなく，医師自身が患者さん宅から患者さん宅へと移動するわけですから，オフィスで患者さんを待つ外来診療と比較して動くことが自ずと多くなります．しかし，動いていれば，「働いている」という感覚にとらわれて自己満足に浸ってはいないでしょうか．「働く＝付加価値を生む動き」が前提だとすれば，体は動いて忙しそうに見えても，付加価値を生むような生産的な動きになっていなければ，働きとしては不十分です．

2）「仕事＝作業＋“カイゼン”（改善）」と捉える

　　仕事にしても，同様のことが言えます．忙しく動き回っていても，仕事になっていないかもしれないのです．例えば，在宅医療においては，多職種連携は診療と同じくらい重要な業務です．例えば，毎日のルーチンワークの1つである“患者さん宅訪問直後に，その患者さんに関する情報を他職種に申し送る”ことを考えてみます．申し送り自体は仕事です．しかし，申し送る方法が，『文章を作成して，印刷して，FAXで送る』ということになれば，仕事として評価すべきではありません．作業工程が多すぎるのです．これが日々の申し送りでくり返されるならば，年間で大きな時間の浪費となります．この浪費は残業時間となってスタッフを疲弊させかねません．

　　なぜ，そうなってしまうのでしょうか．人は作業に慣れてしまうと非効率な工程に鈍感になりやすいのです．また，たとえ非効率であろうとも，一心不乱に作業をしたとすれば，人はそれだけで仕事をした気分になってしまうことがあります．

　　仕事というものは，本来は，作業だけではないのです．カイゼンをセットにしてこそ，本来の仕事と言えます．カイゼンを意識せずに非効率的な作業をくり返すことがいかに浪費につながるかを理解してほしいです．医療者の働き方改革を進めるためにも，仕事の捉え方を見直すべきなのです．

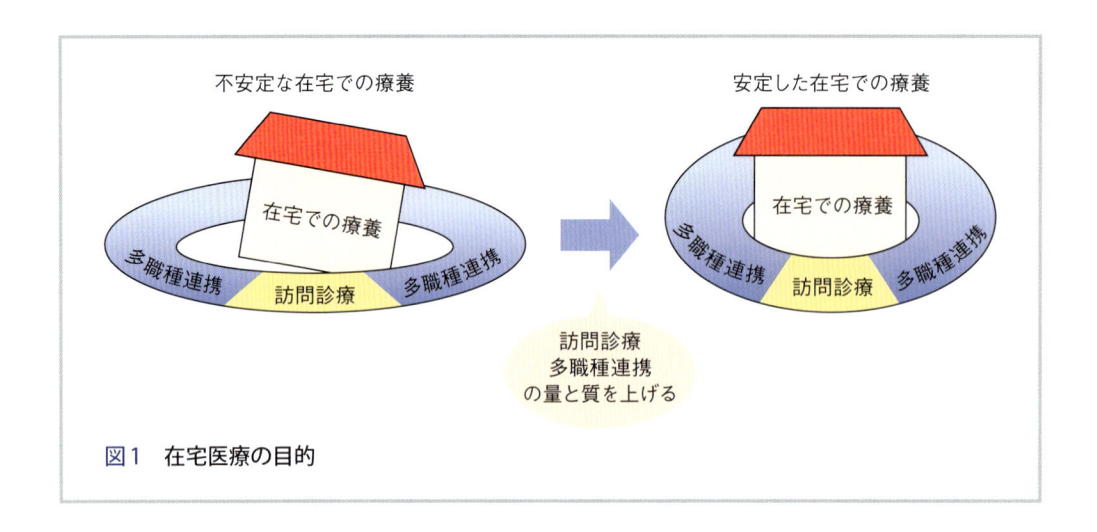

図1 在宅医療の目的

3）在宅医療の仕事の目的（図1）

　日頃の訪問診療を振り返ってみましょう．メールチェックにはじまり，朝の申し送り，訪問アポイント確認，患者さん宅への移動，患者さん宅での診療，他職種への情報共有，薬局からの疑義照会など，さまざまな作業をしています．

　ここで，在宅医療の仕事の目的とは何でしょうか．さらには，仕事の「付加価値」を産んでいるのはどの作業でしょうか．本来の仕事の目的とは「在宅での療養の安定化」です．その目的に直接つながっている仕事は「訪問診療」と「多職種連携」です．どちらが欠けても療養は安定しません．例えば，医師が訪問した際に，浮腫が強く，利尿薬を開始したとします．患者さんは頻尿でトイレに行く回数が増えることにより，転倒を引き起こすリスクが上がる恐れがあるのですが，医師が他職種との情報共有を怠ったとすれば，他職種は見守りの強化などの対応が後手に回ってしまうのです．生活面への影響のアセスメントをしてもらうためにも，「訪問診療」と「多職種連携」はセットでなくてはなりません．両者の量と質を上げることで療養は安定化するのです．

4）業務を3つに分類して考える（図2）

　まず，業務は「主作業」，「付随作業」，「ムダ・例外作業」の3つに分類できます．「主作業」とは在宅医療の付加価値を上げる作業です．すなわち，「訪問診療」と「多職種連携」につながる作業のことです．診察であり，投薬であり，患者・家族とのコミュニケーション，他職種との情報共有などが該当します．この**「主作業」の割合を増やすことが療養の安定化につながる**わけです．

　「付随作業」とは，付加価値を生まないけれど，現時点では必要な作業のことです．在宅医療の業務でいえば，訪問アポイント確認，患者さん宅への移動，必要物品準備などは付随作業になります．これらの作業を完全になくすことは難しいですが，**「付随作業」の時間を極力短くすることによって「主作業」の割合が高まり，生産性も高まります．**

　一方で，在宅医療の業務のなかには，付加価値を生まない作業がたくさん潜んでいます．忘れ物をとりにクリニックに戻ったり，処方間違いなどのうっかりミスへの対応をしたり，なんとな

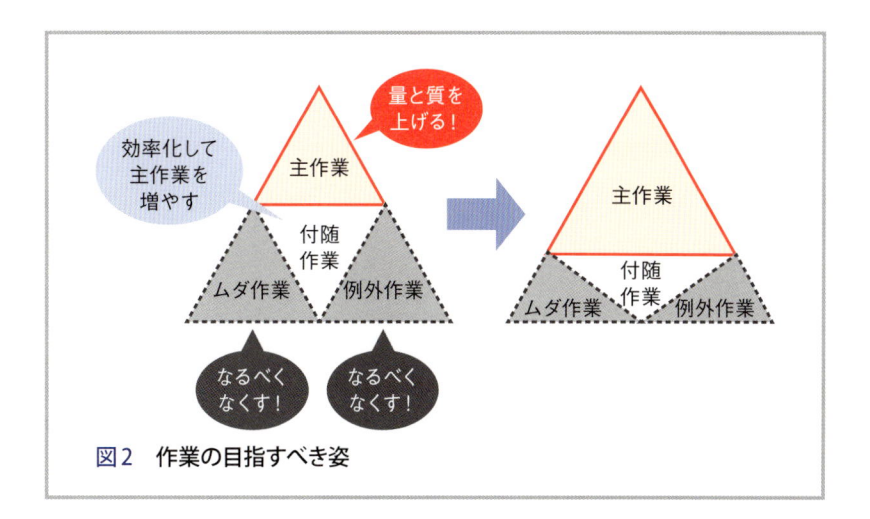

図2 作業の目指すべき姿

くネットサーフィンしている時間がそれにあたります．これらの作業を「ムダ・例外作業」と定義します．特に，訪問チームは，1日中院外にいることもあり，個人の裁量が大きくなります．つまり，業務のプロセスがブラックボックス化して，作業にムダが生じやすいのです．クリニックに戻ってきてから，残務に追われたりするのは，ムダが積もりに積もった結果とも言えます．そうした作業の「ムダ取り」をすることが，業務全体にかかる時間を短縮し，効率を高めるのです．

仕事を考える際には，このように業務を3つに分類して考える習慣を身につけておきたいものです．

⭐ 移動時間の活用はムダとりのカギ

1）移動は本当に付随作業なのか？

訪問診療では，効率化の余地はたくさんあります．先述したように，移動そのものは「付随作業」であり，付加価値を生まないように思えます．確かに，移動中に無為に過ごせばムダそのものです．しかし，移動時間にこそ，効率化の宝が埋まっていると考えてよいのです．実際，移動時間中に付加価値を生む主作業を行うことは可能ですので，移動時間を有効活用できれば，付加価値を生むことが可能になります．

2）環境整備

移動中に作業をするのは，院内で作業をするのと比較してハンディがあります．例えば，固定の机がありませんし，移動の振動もあるため，作業効率が落ちやすくなります．移動中の車内で，作業効率を落とさない環境を構築することが肝要です．

そのためのカギが

① ツールの整備

② クラウド型システムの導入

③ 院内からのサポート確保

の3つです．

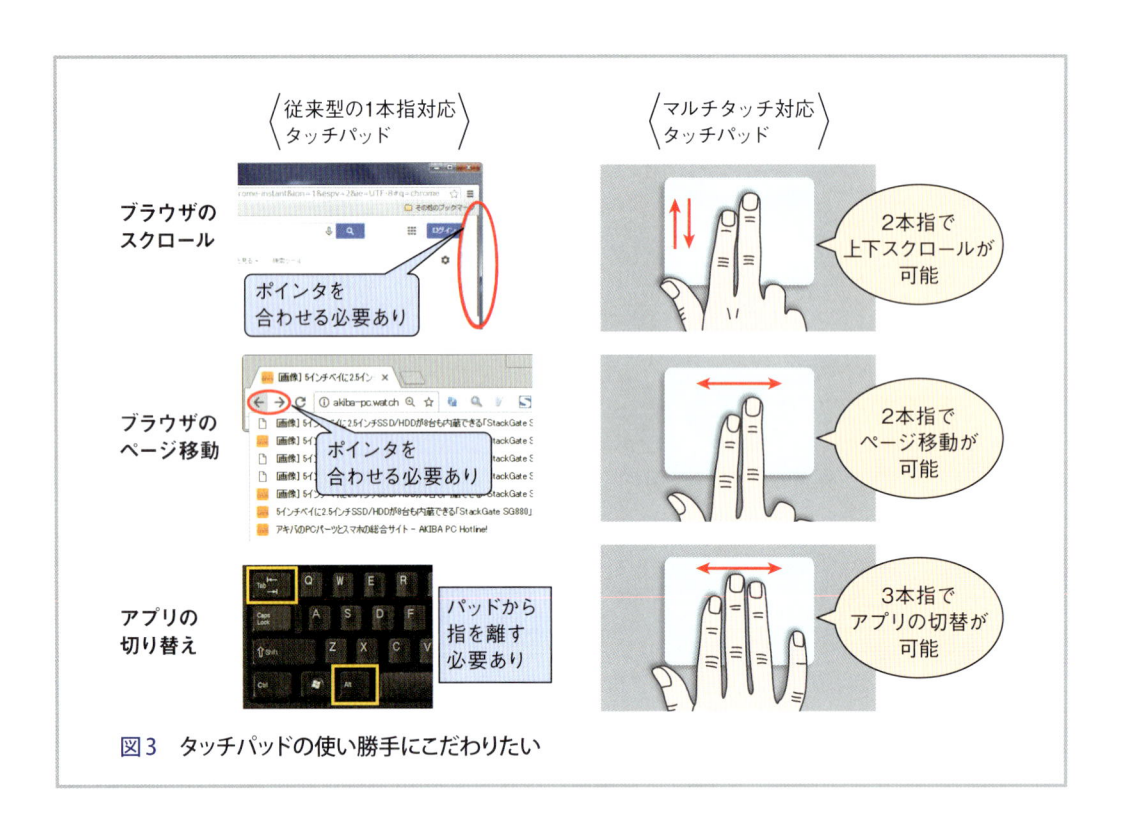

図3　タッチパッドの使い勝手にこだわりたい

　この3つが揃ってこそ，作業効率が落ちにくい環境の構築が可能となり，移動時間の効率化が実現できると言えるでしょう．もちろん，移動中とは，運転の合間の意味ではありません．自身で運転する場合は，次の患者さん宅へ向かう前などの時間を有効利用します．

⭐ 環境整備のカギ①　ツールの整備

1）ノート型コンピュータ（PC）は，マルチタッチ対応タッチパッド搭載を選ぶ（図3）

　ハードウェアキーボードが付属したノート型PCは必需品です．在宅医療におけるITツールの母艦と言えます．ノート型PCの選択の際には，最大駆動時間，重量，キーボードの打鍵感，周辺機器との接続の容易さ，OSの安定性を考慮する必要がありますが，一定の基準（最大駆動時間10時間，重量1 kg前後など）さえ満たしていれば，これらの項目は機種ごとに大きな差がなかったりします．意外と見落としがちで，作業にクリティカルな影響を与えるのは，実はタッチパッド機能の使い勝手です．特にアプリケーションの切り替えとスクロールの使い勝手が重要です．なぜなら，訪問中に，電子カルテをはじめとするさまざまなアプリケーションを頻繁に利用するからです．当院の場合，モバカルネット（クラウド型電子カルテ）のほかに，Gmail，Google カレンダー，Googleマップ，チャットワーク（院内との連携と各訪問チームのタスク設定），メディカルケアステーション（MCS，多職種連携システム），BizFax（インターネットFAX）などのアプリケーションを利用しており，頻回に各アプリケーションの切り替えとスクロールをします．車内に机はなく，一連の作業にマウスは使えないので，タッチパッドで代用

することになります．ここでお勧めしたいのがマルチタッチ対応タッチパッド搭載のノート型PCです．従来のマルチタッチ非対応ノート型PCの場合，アプリケーションの切り替えにしろスクロールにしろ，目的の位置を目視で確認しながらタッチパッド上で1本指操作で位置の指定や移動させる動作を行います．ポインタを目視で確認しながらの指定は，目に負担がかかり，ポインタ移動も指の動きへの配慮にストレスを感じやすいです．移動中の車内では，PC筐体が膝の上だったりして，不安定であるため，最悪，乗り物酔いを引き起こしかねません．そこで作業のたびの目視と指先への負担をできるだけ軽減する手段として，マルチタッチに対応するタッチパッドを備えたノート型PCの導入をお勧めしたいのです．

マルチタッチとは2カ所以上の同時タッチを検出して，複数の指での操作を可能にすることです．タッチパッドにタッチする指の本数で操作を認識するため，直感的な動作が可能になります．些細な動作に思えますが1日に数十回と行う動作であるため，この負担軽減は大きいのです．WindowsOSにも，MacOSにも同様のマルチタッチ機能をもつタッチパッドのノート型PCが存在しますが，OSとハードウェアを一体でつくり込んでいるMacbookのタッチパッドの方が洗練度は高いように感じています．

2）カーナビとしてGoogleとタブレット端末を活用する

患者さん宅への移動手段は基本的に自動車ですので，カーナビは必須です．その場合に問題となるのが，車載のカーナビを使用するかということです．結論から言えば，"従来"の車載カーナビはもはや不要でしょう．"従来"の車載カーナビでは，患者さん宅を訪問する場合，あらかじめ登録した住所録に戻って，五十音順から探すことになります．思考回路に沿った直感的な検索とは言えません．実際，五十音順の住所録から探す作業は，モニタ上のキーボードを使用しなくてはいけないなど，非効率です．

今回はスマートフォンなど，タブレット端末を利用してGoogleアプリを連携させた活用法の利点を説明します．当院で導入している方法です．なお，音声入力の活用は当院では試験段階なので除外します．

① 患者の住所登録の容易さ

当院ではGoogleの「連絡先」（Google Contacts）を活用しています．後述しますが，Googleマップと連携でき，ナビとしての利用が可能です．Googleの「連絡先」であれば，デバイスを選ばず，スマートフォンからもPCからも入力できます．"従来"の車載カーナビは，車内のモニタからしか登録できず，モニタに表示されるキーボードを使うことになります．一方で，Googleアプリであれば，マルチデバイスに対応しているわけですから，どの端末からも入力は可能です．ただし，モニタ上のソフトキーボードとPCのハードウェアキーボードでは，入力のスピードは圧倒的にハードウェアキーボードが勝るので，入力は使い慣れたPCのハードウェアキーボードの使用がお勧めです．

② Google各アプリの連携性

当院では，緊急往診の場合と定期訪問の場合で，Googleアプリの活用法を変えているので，以下に紹介します．

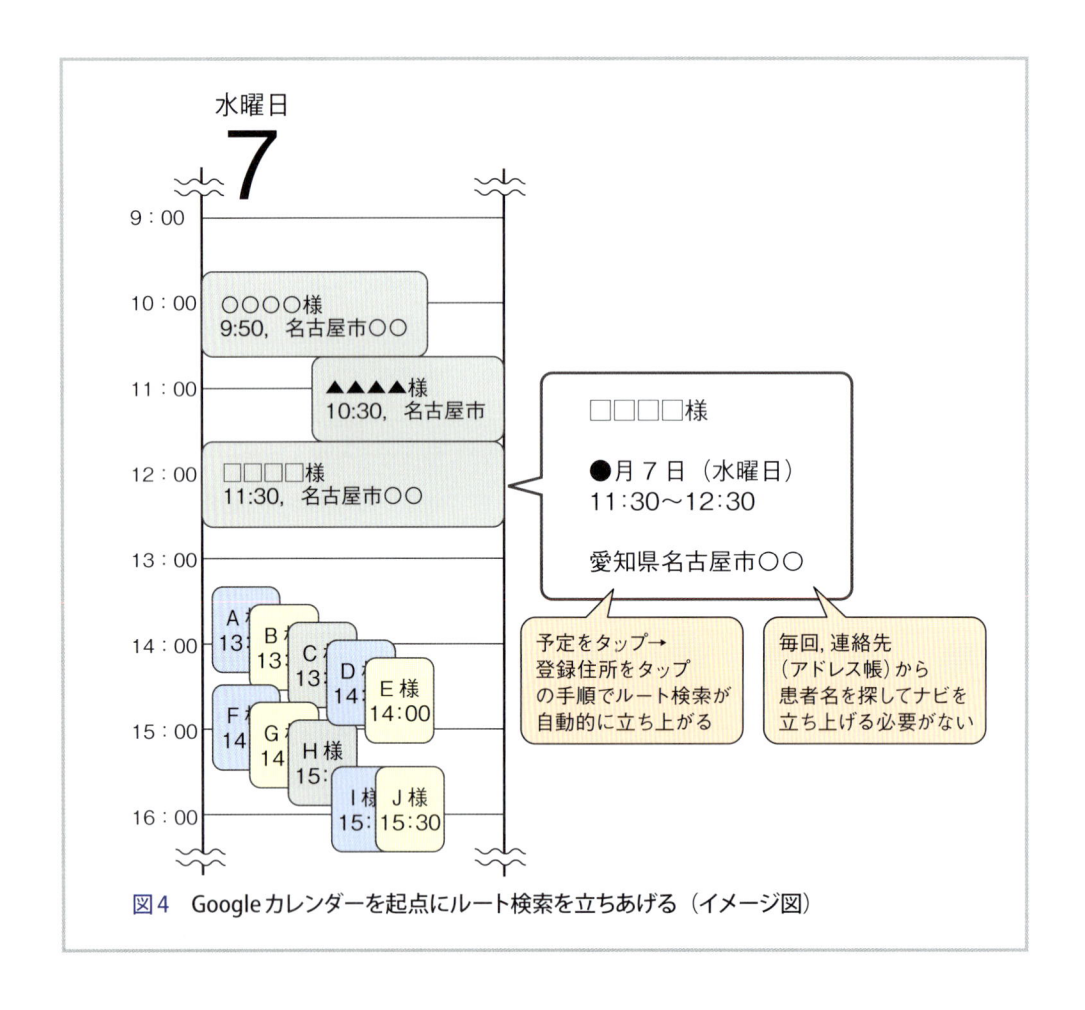

図4 Googleカレンダーを起点にルート検索を立ちあげる（イメージ図）

▶《緊急往診時》

　患者さん宅から往診要請の電話がかかってきたとします．Googleの「連絡先」にはすでに患者さんの電話番号は登録してあるので，画面を見た時点で誰からの電話かを確認できます（もちろん，スマートフォンとGoogle「連絡先」の同期が大前提です）．電話が終了したら，着信履歴よりGoogle「連絡先」は開きます．そして，「連絡先」に登録した住所をタップしさえすれば，Google「マップ」が起動しますし，Googleのルート検索（ナビ）への移動も容易です．

▶《定期訪問時》（図4）

　Googleの「連絡先」を起点にするのは，いちいち患者さん宅を探すことになるので，非効率です．当院の場合，当日の訪問リストを一覧化する際にGoogle「カレンダー」を活用しているのですが，この「カレンダー」を起点にすると効率的になります．訪問前に，「連絡先」から訪問先の住所をコピーして，Google「カレンダー」に訪問順にペーストしておきます．この一連の作業に要する時間は約10分です．訪問前の10分程度の一手間により，訪問のたびに「連絡先」で患者名を探さなくても，「カレンダー」に名前と住所がリスト化されているので，訪問順にタップするだけで，「マップ」→「ルート検索（ナビ）」が起動してくれるのです．思考回路に沿った直感的な経路検索と言えます．

表　当院導入のアプリ

モバカルネット （NTT エレクトロニクステクノ）	クラウド型電子カルテ
チャットワーク （ChatWork）	訪問チームと院内の情報共有と指示 タスク管理も可能
メディカルケアステーション（MCS） （日本エンブレース）	他職種との迅速な情報共有
Google カレンダー （Google）	複雑な訪問スケジュールを ナビと連動

（　）内は運営会社

③ 今後のカーナビの方向性

　往診や訪問時の思考回路を見直し，直感的に情報をとり出したいとなれば，スマートフォンやタブレット端末での代替は当然の帰結です．特に大型のスマートフォンが普及するようになって，利便性が格段に増したため，"従来"の車載カーナビは本来の機能が退行し，スマートフォンの各アプリを車載カーナビで見るための（iOS の CarPlay や Android Auto の）モニタとしての使われるようになっていくと思われます．

⭐ 環境整備のカギ②　クラウド型システムの導入

　当院が導入している主なシステム・アプリケーションの一覧を表に示しました．以下にシーンに応じた利用法を解説します．

1）クラウド型電子カルテ（図5）

　スタッフ間の情報共有を前提に開発されているクラウド型電子カルテ（モバカルネット）を導入しています．クラウド型電子カルテの最も大きなメリットは，業務の"並列化"が可能になることです．例えば，電子カルテがクラウド化されていないとします．電子カルテをインストールした端末を携行する医師が，クリニックに戻って院内サーバと同期するまでは，訪問が完了した患者さんの情報を院内で把握できません．業務が"直列化"しているために，情報共有が後回しになってしまうのです．"直列化"の弊害は院外施設との連携に時間がかかる点です．例えば，往診中に処方の疑義照会が薬局からクリニックにあったとします．院内スタッフには情報がないので，すぐに対応できません．結局，当事者である訪問チームと薬局が直接やりとりをすることになります．この場合，訪問チームにとっては，「例外作業」となるので，時間のロスが生じます．業務が"並列化"できていないために，同時進行で院内スタッフから訪問チームをサポートできないのです．このような「例外作業」のやりとりは，診療フローの妨げであり，余計なストレスを生みかねません．クラウド型電子カルテであれば，業務の"並列化"が可能であるので，患者さん宅の訪問が完了するたびに，訪問チームと院内スタッフが情報共有できます．そのため，院内スタッフの方で迅速に対応できるし，結果として，訪問チームが本来専念すべき診療に集中できるのです．

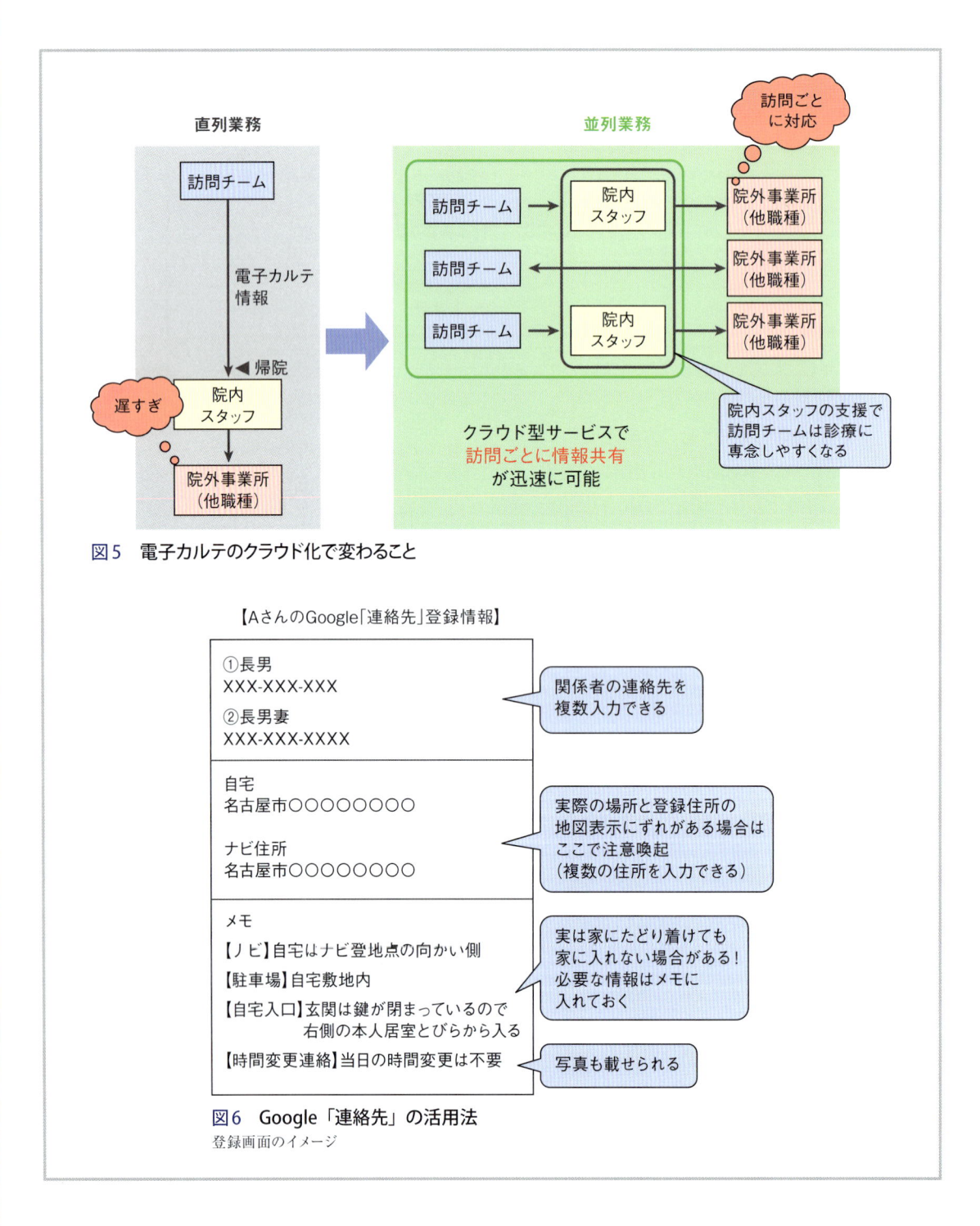

図5　電子カルテのクラウド化で変わること

【AさんのGoogle「連絡先」登録情報】

図6　Google「連絡先」の活用法
登録画面のイメージ

2）Google「連絡先」には "ラスト5メートル" の情報を入力する（図6）

　　　Googleの「連絡先」は多機能な電話帳なので，電話帳だけにしておくのはもったいないです．備考欄（メモ）の自由度が高いのが魅力なので，当院の場合，備考欄に，患者さん宅の "ラスト5メートル" の情報を写真入りで入力しています． "ラスト5メートル" の情報とは，Google

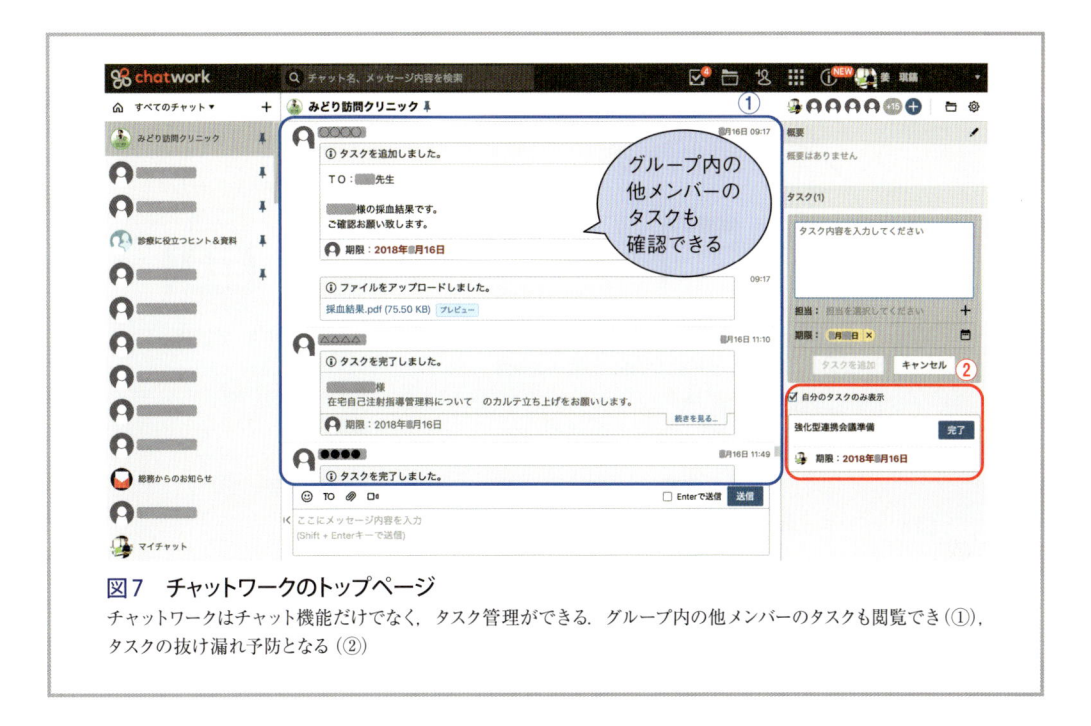

図7　チャットワークのトップページ
チャットワークはチャット機能だけでなく，タスク管理ができる．グループ内の他メンバーのタスクも閲覧でき（①），
タスクの抜け漏れ予防となる（②）

が収集した情報だけではわからない，患者さん宅に関する周辺情報です．例えば，駐車場の位置，猛犬の有無，庭先などの玄関以外からの特殊な入り口などです．実は，経路に不慣れな当番医が自身で往診車を運転する場合に大きく感じるストレスが，"ラスト5メートル"の情報なのです．余計なストレスは注意散漫となり，運転事故につながるので，周辺情報の見える化により，ストレスを最小化する仕組みは必須です．電子カルテにも，患者さん宅の周辺情報の入力機能が実装されていることが多いですが，PCよりもスマートフォンの方が機動性は高いので，スマートフォン上のGoogle「連絡先」を利用する方が，効率的です．

3）院内の情報交換・タスク管理システム：チャットワーク（図7）

　チャットワークは訪問チームと院内スタッフとのチャットでの情報交換に用います．チャットなので即時的にメッセージを送受信でき，迅速な情報共有が可能となります．加えて，各スタッフのタスク管理の視覚化が可能となります．例えば，医師が作成する指示書などを依頼者と期限をセットにしてリスト化できます．このリストは備忘録としていつでもどこでも閲覧可能なので，移動中の中途半端なスキマ時間（クリニックに戻るとかえって非効率になる15分程度の時間）にタスク管理のリストにある書類作成を，コンビニエンス・ストアのイートインスペース（どうしても必要であれば，院外にも机の確保は可能なのです）を利用して完了することができます．チャットワーク導入前は，受け手が忘れないように，依頼者が声かけをしていましたが，備忘のそのものが仕組み化されたので，その必要がなくなりました．結果として，依頼者と受け手の双方のストレスも減り，やり忘れの仕事が減り，効率化につながりました．

4）インターネットFAX（BizFax）（図8）

　インターネットFAX（BizFax）を導入すれば，院内にFAX機を備える必要がなくなります．

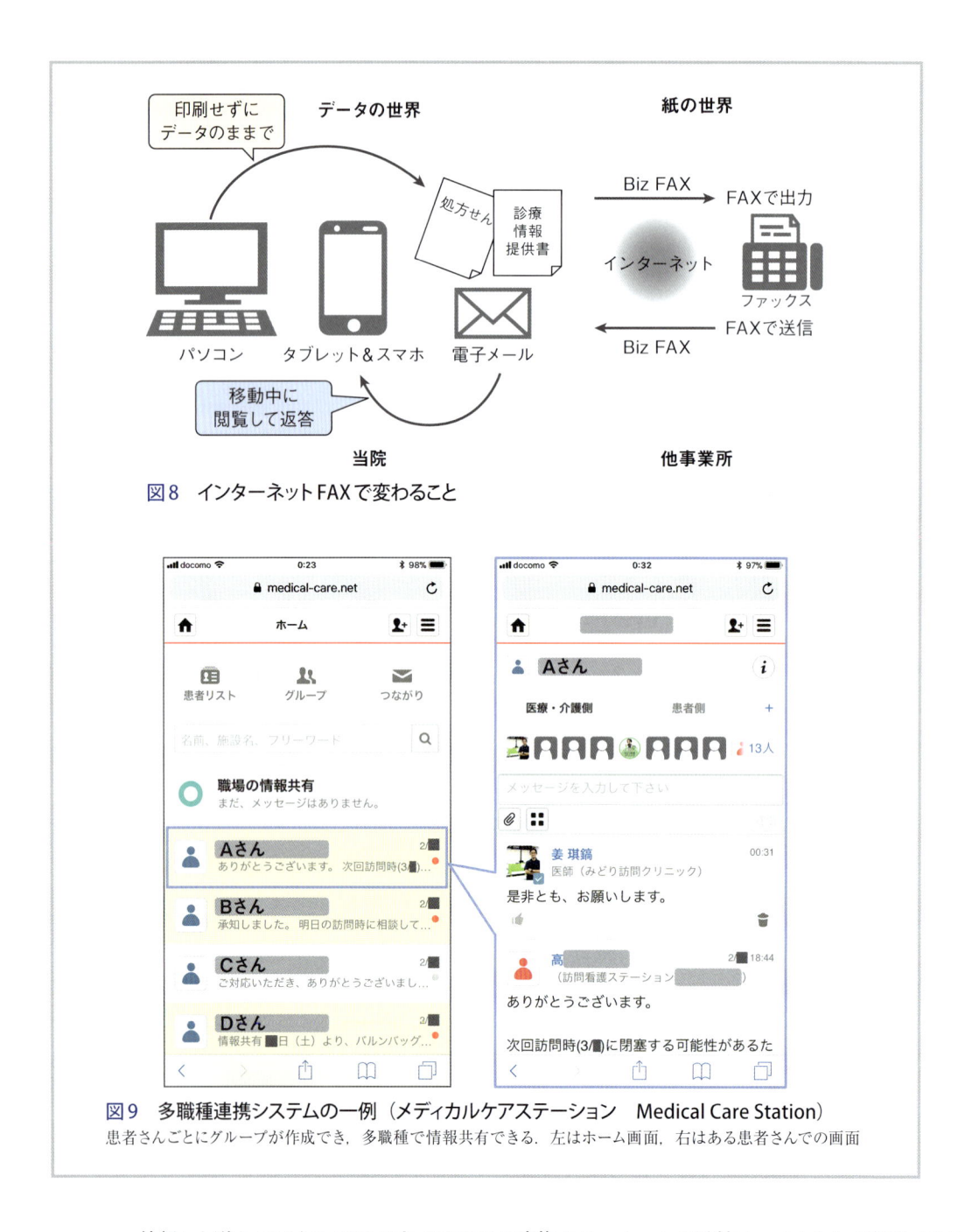

図8　インターネットFAXで変わること

図9　多職種連携システムの一例（メディカルケアステーション　Medical Care Station）
患者さんごとにグループが作成でき，多職種で情報共有できる．左はホーム画面，右はある患者さんでの画面

外部から送られてくるFAXはすべてPDFに変換され，メールの添付ファイルとして閲覧できるようになっているので，訪問中でも閲覧可能です．また，返信も，PCからファイルを送るだけで，送信先にはFAXとして受信されるようになっています．

5）多職種連携システム（メディカルケアステーション，はち丸ネットワーク）（図9）

　地域包括ケアシステムの概念が認知されるに従い，地域の医師会が主体となって構築されたネットワークシステムが普及しつつあります．この数年で，さまざまなシステムが発表されてい

ます．システム選定においては，多機能である必要はないでしょう．誰にでも直感的に使いこなせるシンプルなUI（ユーザーインターフェイス）であるか否かを基準に導入を判断したいところです．ITリテラシーを問わず，全職種に使いこなしてもらってこそ，価値があるわけですから，いくら多機能でも操作画面が煩わしければ使われなくなってしまいます．当院は，フロー情報優先の場合はメディカルケアステーション（MCS），ストック情報優先の場合は名古屋市医師会推奨のシステム（はち丸ネットワーク）を利用しています〔【フロー情報】情報がフロー（流れる）していくので，タイムライン上での対話を通じて関係性を築く場合に有用．FacebookやTwitterなどが代表的なフロー型ソーシャルメディア．【ストック情報】情報がストック（蓄積）されるので「検索に強い」のが特徴．フロー情報と比較すると「リアルタイム」に弱く「今」という瞬間を共有するのには向いていない．YouTubeなどが代表的なストック型ソーシャルメディア〕．

冒頭に述べた"患者さん宅訪問後に，その患者さんに関する情報を他職種に申し送る"場合についても考えてみましょう．申し送る方法が，『文章を作成して，印刷して，FAXで送る』ということになれば，作業工程が多すぎるので，仕事として評価すべきではないと指摘しました．各連携システムや上記のインターネットFAXを使うことで所要時間はぐっと短くなります．

① メディカルケアステーション（MCS）を導入している事業所

チャットで情報共有もしくは指示を出すだけなので，1分も要しません．

② メディカルケアステーション（MCS）を導入しておらず，FAXしかない事業所の場合

チャットワークで院内スタッフにチャットで指示を出し，必要な情報をBizFaxで送信してもらいます．訪問チームが要する作業時間が大きく増えることはないようにしています．

なお，他事業所からのFAXからの問い合わせの場合は，

他事業所からのFAX問い合わせ → FAXは自動的にBizFaxでPDFに変換され電子メールの添付ファイルとして受信 → 訪問チームがメール内容を確認 → 移動中に訪問チームが他職種に直接返答もしくは院内スタッフにチャットで返答依頼

という流れになります．

環境整備のカギ③　院内からのサポート確保

院内スタッフの主な業務の1つに，「訪問チームと他事業所（他職種）との橋渡し」としてのコールセンター業務があります．在宅医療では非常に重要な業務なので，解説しておきます．

例えば，院外の他職種から電話による問い合わせがクリニックにあったとします．この場合の作業の流れは，

他職種からの電話問い合わせ → 院内スタッフが電話対応 → 院内スタッフがチャットで訪問チームに連絡 → 訪問チームが電話で他職種に直接返答もしくは院内スタッフにチャットで返答依頼

となります．

ポイントは，院内スタッフを介すことにより，訪問チームがなるべく電話連絡を受けないようにしていることです．医師は，本来の付加価値を生み出すべく，患者さん宅では診療，移動中は多職種連携のための情報作成に集中すべきです．電話の呼び出し音などのノイズが入ること

により，集中が途切れるのはストレスであり，判断にもミスが生じかねません．当院では訪問チームのうち1名がアシスタントとして連絡係を担い，チャットワークで院内スタッフからの連絡を確認して緊急度を判断して，医師からの返答が遅れることはないようにしています．

そもそも，UIに優れた多職種連携システムと使い勝手のよいモバイル端末が普及し，患者さん宅を支える全職種のITリテラシーの3つの条件が揃えば，「訪問チームと院外の他職種との橋渡し」という仲介業務は不要です．訪問チームが他職種とダイレクトにやりとりすればいいのです．しかし，現実の情報共有は，依然として非効率なFAXや電話という手段がメインになっています．そのため，院内のシステムをいくら合理化しても，院外は他職種のITリテラシーとインフラに合わせて情報共有をせざるを得ないのが現状です．院内と院外のICT普及の格差を埋めるために「訪問チームと他職種との橋渡し」としてのコールセンター業務は存在するのです．

⭐ まとめ

以下くり返しになりますが，本来の仕事の目的とは「在宅での療養の安定化」です．その目的のために「訪問診療」と「多職種連携」の量と質を上げる必要があります．

移動時間を効率的に使うためには，車内での作業効率を落とさない環境を構築することが肝要です．環境整備の3つのカギ，① ツール整備，② クラウド型システムの導入，③ 院内からのサポート確保を押さえれば，情報共有がさらにスムースになっていくことと思います．

Dr.姜からの一言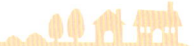

本稿で紹介したシステムを自前で構築しようとすれば，数年前は費用・人的リソース面から，小規模な診療所の手に負えるものではありませんでした．クラウド型サービスが普及したおかげで，効率的なシステムが構築できたことに今昔の感があります．

姜　琪鎬（Kiho Kang）　　　　　　　**Profile**

医療法人 みどり訪問クリニック
名古屋市立大学医学部臨床教授
経営学修士（Emory大学）
巷にある安価なシステムを上手く組合わせて，在宅医療の業務の効率化ができないかと，毎日のようにプチ実験と失敗をくり返してきました．ようやく，皆さんにお披露目できる機会ができて嬉しいです．
ちなみに，院内はLEGOで埋め尽くされています．最近は，最も難度が高い「ポルシェ911GT3 RS」（マニュアルだけで500ページを超えます！）が完成してホッとしてます．

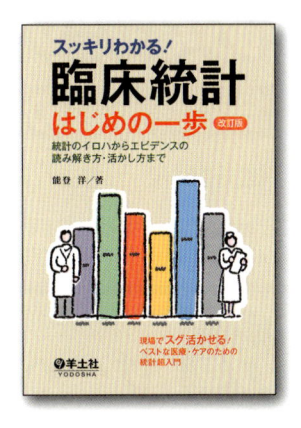

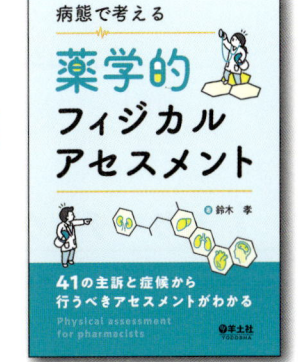

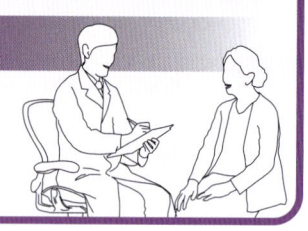

優れた臨床研究は，あなたの診療現場から生まれる

総合診療医のための臨床研究 実践 講座

監修 福原俊一　企画 片岡裕貴・青木拓也

臨床の現場で「臨床研究」をどう実践するか，実例をもとに解説するシリーズ．研究をやりたいけれど「何から始めればよいかわからない」「上手くいかない」など，不安や悩みをもつ方へ！

第7回 サーベイ研究の具体例

森屋淳子，金子　惇

> **臨床研究の具体例**
>
> 家庭医／総合診療医の勤務形態の違いによるワーク・エンゲイジメント，仕事への満足度，ワーク・ライフバランスへの満足度について
>
> 森屋淳子

● はじめに

　私は東京大学心療内科，大学院，保健センター内科などで診療・研究に10年間従事した後，2013年4月より，日本医療福祉生協連家庭医療学開発センター（CFMD）レジデンシー東京／久地診療所にて家庭医療後期研修を行いました．当時，CFMD東京では，PW-2016と銘打たれた臨床研究支援体制があり，東京慈恵会医科大学臨床疫学研究部所属のCFMD指導医の先生方が毎月，私たち最終学年（Class of 2016）の研究の相談や指導に乗ってくれました．本稿では，そのありがたいサポート体制の中で実際に私が行ったサーベイ研究（Webアンケート調査研究）について，調査実施までに行ったこと（表1の1〜9まで）を時系列に説明していきたいと思います．

1 リサーチ・クエスチョンを決めるまで（2015年5〜8月）

　研究において何より大切なもの，それがリサーチ・クエスチョンです（第2回「リサーチ・クエスチョンを思いつかない」Gノート2017年8月号参照）．PW-2016では，まず，1）何に興味があるか，2）それはなぜ，自分にとって重要か，3）それはなぜ他の人にとっても重要か，を考えました．

　当時，私は子育てをしながら医師として働き続けるなかで様々な葛藤を抱えており，どのような働き方であれば，自分も家族も満足に暮らすことができるのか？ということに興味があった

表1　実際のタイムスケジュール

1. リサーチ・クエスチョンを決める（2015年5～8月）
2. 背景知識を整理する（2015年6～8月）
3. 臨床研究コンセプトシートを作成する（2015年9月～2016年1月）
4. 倫理委員会申請書を作成する（2016年2～3月）
5. メールの文面・質問紙を作成する（2016年2～3月）
6. パイロット調査施行（2016年3～4月）
7. 学会員名簿使用の承認（2016年3月申請，5月承認）
8. 倫理委員会申請（2016年5月申請，10月承認）
9. Webアンケート調査実施（2016年10～11月）
10. データ解析（2016年11月～）
11. 学会発表（2017年5月 日本プライマリ・ケア連合学会学術大会，6月 日本心身医学会総会）
12. 論文作成（2018年予定…!）

ため，「子育て・働き方・仕事満足度」をテーマにしたいと考えました．

　次に，文献検索を行って，**先行研究や鍵となる文献（Key Article）**を読み，今までどのような研究がなされ，**何がわかっているのか，何がまだわかっていないのか，**といった過去の知見の整理を行いました．その際には，**先行研究で使用している研究デザインやアウトカム指標もチェックする**ことが大切です．それらをまとめたものを，「家庭医/総合診療医が仕事も家庭も満足に暮らすために必要なものについて」というタイトルで，CFMD全体のミーティングで発表したところ，当時のボスからは，「このテーマで質的研究を行うと，研究ではなく自分探しになってしまうから，このテーマで行うなら量的研究が良い」とアドバイスを受けたこともあり，質的研究ではなく，量的研究（アンケート調査研究）を行うこととしました（以前，行ったことのある質的研究はデータ収集までは楽しかったけれど，データ解析が大変すぎて途中で挫折してしまった…という事情もあります）．また，リサーチ・クエスチョンは「P:家庭医/総合診療医で，I:常勤医師と，C:非常勤医師では，O:仕事満足度，ワーク・エンゲイジメント，ワーク・ライフバランスの満足度はどのように違うのか」に決定しました．

2 臨床研究コンセプトシート作成（2015年9～12月）

　リサーチ・クエスチョンとアンケート調査研究を行うことが決まったため，次に，臨床研究コンセプトシートを作成しました．ここでは，1）目的（研究仮説），2）この研究をする意義・重要性（背景を含む），3）研究デザイン，4）対象者・参加者（どのような対象者をどのように選抜するか），4）測定する変数（曝露変数，交絡変数，アウトカム），5）統計学的事項（サンプルサイズ，統計学的評価法）について，先行研究を参考に，指導医と相談しながら決定していきました．今回，私はワーク・エンゲイジメントを測定するにあたって，UWES-J(短縮版)という既存の質問紙[1]を使いたかったため，質問紙の開発者である先生に連絡をとり承諾を得ました．質問紙によっては，研究使用が有料の場合もあり確認が必要です．

3 質問紙作成，パイロット調査施行（2016年1〜4月）

1）Webアンケート調査に利用するソフトの選択

本研究では研究費がゼロであったため，郵送費や印刷費のかかる "郵送法" は選択肢にはなく，初めからWebアンケート調査を施行する予定でした．アンケート調査に使用したのはGoogle formというフリーのソフトです．その他，SurveyMonkey（https://jp.surveymonkey.com/），AdvancedSurvey.com（http://www.advancedsurvey.com/）などさまざまなWebサイトがありますが，それぞれサービスの内容や値段が異なるため，どれが自分の研究目的に合ったサービスを提供してくれるか，よく検討する必要があります[2]．また，Webアンケート調査は，低コストで多数の回答を得られるのが一番の利点ですが，回答するにあたっては一定のITリテラシーが求められるため，研究対象者が限られるという欠点はあります．

2）質問紙の作成

質問紙は，研究参加者にとって，受け入れやすく，記入が容易なものが良いです[2]．質問の文章や選択肢については，Web調査表を作成する前に，紙ベースの質問紙を作成し，周囲の同僚に回答してもらって，言い回しや回答所要時間を確認してもらいました．

質問紙を作成するうえで注意するポイント！

① 選択肢を作成する場合には，選択肢の内容に相互に重なりがないこと（＝排他的であること），可能性のあるすべてのオプションが尽くされていること（＝網羅的であること）が重要です[2]．たとえば，婚姻状況を確認する項目では，未婚・既婚だけでなく，死別・離婚・別居・事実婚があり得ます．

② 答えにくい設問は一番最後にする．具体的な数値を記載してもらうのではなく，選択肢を設けるなど様々な工夫と配慮が必要です．たとえば世帯年収に関する設問は一番最後にして，「500万円未満」「500〜999万円」…「2,000万円以上」という選択肢以外に，答えたくない人，分からない人用に「不明」といった選択肢も設けました．

③ 質問紙はできるだけ短くする．長すぎると，参加者は回答する意欲を失い，あとの質問になるほどいい加減な回答をしたり，回答率が低下する傾向があります．

3）パイロット調査の施行

Web調査表（β版）を作成した後は，複数のFacebookグループのメンバーに協力を呼びかけ，パイロット調査を行い，その結果を解析しました（本番の調査はポートフォリオには間に合わなかったため，パイロット調査の結果をポートフォリオにして提出しました）．

4 各種手続き（正副理事長会議承認，倫理委員会申請）（2016年3〜9月）

本研究は，日本プライマリ・ケア連合学会事務局に依頼して，医師会員のメールアドレスに送信していただく計画であったため，学会員の名簿使用に関して，正副理事長会議の承認を得る必要がありました．倫理委員会に関しては，患者対象ではなく，無記名調査でもあったため，厳密な意味で倫理委員会の承認は必要なかった可能性もありますが，諸規則に則り，申請書を作成しました．診療所研修の場合，どこの倫理委員会にどのような形式で提出するのかなど，不明な点も多くて難渋しました．また倫理委員会の開催も不定期であり，申請してから承認が得

られるようになるまで，それなりの時間を要しました．急いでいる場合には，あらかじめ開催時期の確認が必要かと思います．

5 いざ本番！メール送付（2016年10～11月）

大失敗談：事務局から全体メーリングリストへ流してもらった後まもなく，指導医より「複数回答ができないよ？」とのメッセージをいただきました．大慌てでGoogle formを確認してみると，確かに複数回答ができない設定に！！しかも，すでに10人程の先生が回答してくださっており，複数の先生から「Q. ○は複数回答できません」とのコメントが…．本番前にWeb調査表を作成し直したのですが，パイロット調査（β版）作成から半年ほど時間が経っていたため，Google formの質問設定のことをすっかり失念していたのでした．間違いを早期に指摘してくれた指導医（「メンターからの助言」を書いてくださった金子先生ですが）のお陰で被害は最小限ですみましたが，当時は自分のツメの甘さに落ち込みました．

回収率をアップさせるための工夫

① ネームバリューのある上司と連名にしてもらう：今回のWeb調査では，日本プライマリ・ケア連合学会理事の先生と連名にしてもらいました．実際の効果は不明ですが，私単名の調査よりは効果があったハズ！です．

② 回答時間を明示する：回答所要時間30分というのでは回答する意欲が低下すると思います．今回は3分で答えられる内容として，回答所要時間を明記しました．

③ リマインドメールを送る：リマインドメールを送った後の回答数は相当なものでしたので，一定の効果があると思います．

④ 謝金：以前，大学勤務時に研究費をもらって行ったアンケート調査研究では「回答してくれた方にはもれなく1,000円分の図書カードを郵送します」としたところ，回答率が50％近かったです（それでも50％ですが…）．

---

6 データ解析

本研究では，以前に研究費で購入したSPSS20.0を使用しました．RなどのフリーソフトもあるようですがGoogle formは回答をスプレッドシードにまとめてくれるので，データ入力の手間がほとんどなく，非常に楽でした．どのような統計解析を用いるのが妥当なのか，については，統計解析に詳しい指導医に相談しながら行うのが良いと思います．具体的な解析手順（ソフトの使い方）については，「SPSSでやさしく学ぶアンケート処理」[3]などを参考に行いました．

● さいごに

振り返ってみると，リサーチ・クエスチョンを検討し始めてから，実際にWebアンケート調査実施に至るまでには1年半もの時間がかかりました（データ解析や学会発表も合わせると2年以上！）．後期研修医の皆様は，今回の記事を参考に計画的に進めていただけると幸いです．

また，今回のWebアンケート調査研究では，研究費ゼロだったにもかかわらず，700名以上もの先生方からの貴重な回答をいただくことができました．この場を借りて，ご指導・ご協力いただいた先生方に御礼申し上げますとともに，結果をきちんと論文化することを宣言して，結びとしたいと思います．

文　献　1) Shimazu A, et al : Work Engagement in Japan : Validation of the Japanese Version of th Utrecht Work Engagement Scale. Applied Psychology : an International Review, 57 : 510-523, 2008

2) 集団調査と質問票.「現在の医学的研究方法－質的・量的方法，ミクストメソッド，EBP」(Liamputtong P/著，木原雅子，木原正博／訳)，pp169-186，メディカル・サイエンス・インターナショナル，2012

3) 「SPSSでやさしく学ぶアンケート処理 第4版」(石村貞夫，他／著)，東京図書，2015

メンターからの助言

サーベイ研究ならすぐできる？ 適切なサーベイ研究のための基礎知識

金子　惇

1 サーベイ研究って簡単？

「ポートフォリオ提出まで時間がない！」「研究って何やればいいかわからないし，統計とか大変そうだからアンケートしてまとめればいいか...」という声を専攻医の方からたまに聞きます．また，「○○についてぜひ知りたいので，それについての詳細な質問を僕が作成しました！全10ページです！」みたいな場合もあります．アンケート（様々な言い方がありますが以下質問紙で統一します）を作って配れば「研究」になるのでしょうか？自分が本当に知りたいことを知るためにはどのような質問紙を使えば良いのでしょうか？ 一緒に考えていきましょう．

2 意義のあるサーベイ研究を行うための道案内

この連載の第2回でも触れられているように臨床研究のはじめにはまず「リサーチ・クエスチョン」があります．「質問紙を使用することでその疑問に答えられる！」と判断した場合に質問紙を使った研究に入ります．どのように質問紙を選択するか，研究をどう進めるかについて図に示します．

3 サーベイ研究のポイント

1) まずは自分の研究目的に合った尺度を探そう！

最も効率的な方法は既存の尺度を利用して，それが自分の研究に使用可能かどうかを客観的に評価することです[1]．一般的なデータベースであるPubmedで発見できない場合は，心理学系の質問紙ならPsycINFO（http://www.apa.org/pubs/databases/psycinfo/index.aspx），教育系の質問紙ならERIC（Educational Resource Information Center, https://eric.ed.gov/）なども参考になります．「その分野に詳しい人に聞く」という方法も非常に有効で，使いたいような質問紙があるかないかだけでなく，その質問紙のその分野での位置づけなどもわかります（「あることにはあるけど長くて誰も使っていない」など）．見つけた質問紙をそのまま用いるか，修正するか，新しい質問紙を開発するかを決める必要があります[1]．その際にはそれぞれの質問紙の特性（信頼性，妥当性，実施可能性など）を考慮します（その概要については後述します）．

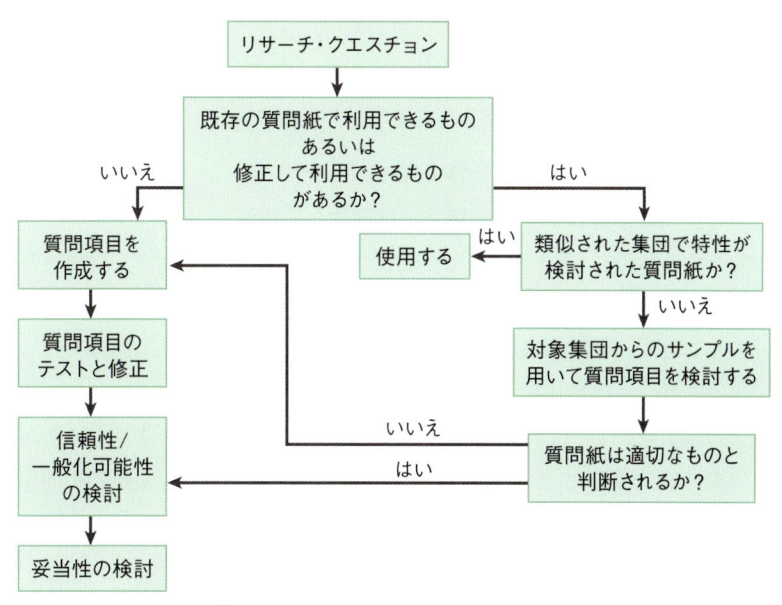

図　サーベイ研究のための案内図
（文献1より一部割愛して引用）

表　よく用いられる調査方法の利点と欠点

	利点	欠点
直接面接法	・誰が回答しているか明確 ・回答の省略や拒否が起こりにくい ・オープンクエスチョンを入れることができる	・時間や費用がかかる ・面接者が回答を誘導しないよう訓練が必要 ・面接者の年齢，性別，属性が回答に影響する 　（「社会的に望ましくない」回答は答えにくい）
郵送法	・費用が安い ・「社会的に望ましくない」回答でも答えやすい	・返送しない可能性が高い ・回答の省略が起こりやすい ・時間がかかる
ネットによる調査	・一度に多数の対象者に回答を依頼できる ・データの入力や転記の際のエラーを減らすことができる ・質問を順番に提示することで不注意で質問を飛ばす可能性が下がる ・「社会的に望ましくない」回答でも答えやすい	・既存の紙ベースの質問をコンピューター上に移すことへの影響は明らかでない ・コンピューターを嫌う人や操作が苦手な人は回答しない可能性がある

（文献1を元に筆者作成）

2) 調査は郵送？ネット？ – 調査方法の長所と短所 –

　よく用いられる方法は直接聞き取りをする（直接面接法），郵送法，ネットによるものなどでしょうか．表にそれぞれの主な利点と欠点をまとめます．

　いずれの調査でも，

　・事前に通知する

　・目的を明確に記載する

　・調査に要するおおよその時間を最初に提示する

- ・謝礼の品物を用意する
- ・フォローアップの連絡をする

など回答率を上げる工夫も重要となります.

3)（大変だけど…）自分で尺度を作る場合のポイント

●どういう質問紙が「良い」質問紙？ – 信頼性と妥当性 –

測定をするときの「お作法」として信頼性と妥当性があります[2].**信頼性とは「偶然に左右されず安定して測定しているか？」であり，妥当性とは「測定したいものを測定しているか？」**ということです[2].信頼性の検証としては以下の2つを用いることが多いです.

- ・内的整合性信頼性の検証：「1つの下位尺度の各項目が同じような概念を測定しているか」＝クロンバックα係数（信頼係数）0.7以上を基準とすることが多い
- ・再テスト信頼性：「複数回測定しても同じ結果が出るか」＝級内相関係数0.7以上を基準とすることが多い

妥当性の検証には

- ・構成概念妥当性：下位尺度の項目間や下位尺度内の項目同士の相関が他の下位尺度の項目よりも相関が強いかどうか
- ・基準関連妥当性：測定した尺度の得点が外的な基準と関連するか

などが用いられます.

この辺りはわかりにくいと思うので，実際に研究をする場合はぜひ文献1に目を通してみて下さい.また，次号8月号で「サーベイ研究」のより詳しい解説が掲載予定ですのでそちらも参考にして下さい.

4）どうやって聞いたら答えやすい？ – 質問の作り方と順番 –

こちらも実際の作業の際はぜひ文献1を一読いただきたいのですが，簡単に見える質問作りにもたくさんの落とし穴があります.例えば「最近，医師の診察を受けましたか？」という質問を作った場合「最近」を3日以内と捉えるか1カ月以内や1年以内と捉えるかは回答者に任されてしまいます.文章の曖昧さ以外にも，1つの質問に複数の質問が含まれている，専門用語が入っている，質問文が長すぎる，肯定文や疑問文の使い方が分かりにくいなど様々な理由で回答しにくくなります[1].**一般的なチェックポイントがありますのでぜひそれを確認するか詳しい人と一緒に問題作りに取り組んで下さい.**また通常は年齢や性別など一般的な質問から始まり徐々にその研究に特異的な質問に移るの良いとされています.

おまけ – 質問紙の翻訳について –

自分が使おうと思っている質問紙の日本語がない場合も多いと思いますが，単純に日本語に訳して同じものを測定できるかというとそうではありません.何を測定したいかを明確にし，日本語版の作成や日本語版の信頼性，妥当性の検証が必要となります.

● さいごに

いろいろ書きましたが，「まずやってみる」ということもとても大事だと思っています．自分が一番伝えたかったことは

- ただアンケートをとるだけでなくいろいろ考えないといけないことがある

- 既存の質問紙がある場合はそれを使うのが効率的

という2点ですが，それを踏まえたうえでぜひサーベイ研究の海に漕ぎ出てみて下さい．

文　献

1) 「医学的測定尺度の理論と応用‐妥当性，信頼性からG理論，項目反応理論まで」(Streiner DL, 他／著，木原雅子，他／訳)，メディカル・サイエンス・インターナショナル，2016

▶ 尺度の探し方，選び方，作り方，検証のしかたなど尺度に関する研究で必要なことの大半が網羅されています．少し分厚いですが読みやすい翻訳でお勧めの1冊です（このシリーズ全部がお勧め）

2) 「臨床研究の道標‐7つのステップで学ぶ研究デザイン 第2版 上・下巻」(福原俊一／著)，健康医療評価研究機構，2017

▶ この連載でくり返し参考図書として出てきていると思われる書籍．臨床研究の全体像について知ることができます．

森屋淳子（Junko Moriya）

東京大学保健・健康推進本部内科
医学博士，家庭医療専門医，心療内科専門医・指導医，認定産業医．
医療従事者のメンタルヘルス，ワーク・ライフバランスに興味があります．心身医学と家庭医療の橋渡し的な仕事ができると良いな，と思っています．

金子　惇（Makoto Kaneko） **Profile**

浜松医科大学 地域家庭医療学講座 特任助教
M.D., PhD
日本プライマリ・ケア連合学会認定家庭医療専門医・指導医
日本内科学会総合内科専門医
沖縄県立中部病院初期研修／プライマリ・ケアコース，沖縄県立北部病院附属伊平屋診療所，CFMD東京リサーチフェローを経て現職．へき地におけるプライマリ・ケアの役割が主な研究テーマです．2017年よりWestern UniversityのFamily Medicine（修士）のpart time大学院生として家庭医療学や医学教育について勉強しています．

監修
福原俊一（Shunichi Fukuhara）

京都大学 教授，福島県立医科大学 副学長
米国内科学会（ACP）専門医，ACP最高会員（MACP），ACP日本支部 Vice Governor
日本臨床疫学会 代表理事，日本プライマリケア連合学会 理事
自らが主宰する京大の講座や「研究デザイン塾」から教授8名を輩出．英文原著論文400編以上．
著書「臨床研究の道標‐7つのステップで学ぶ研究デザイン 第2版 上・下巻」はベストセラー・ロングセラーとなっている．
福原俊一オフィシャルサイト https://www.shunichi.fukuhara.pro/

企画
片岡裕貴（Yuki Kataoka） **Profile**

兵庫県立尼崎総合医療センター 呼吸器内科・臨床研究推進ユニット
MPH，日本内科学会総合内科専門医，米国内科学会（ACP）会員，日本呼吸器学会専門医
「誰でもできる臨床研究」を合い言葉に市中病院で働く医療従事者が臨床研究を実践できるようになるための各種ワークショップを開催中．
https://www.facebook.com/SRworkshop

企画
青木拓也（Takuya Aoki）

京都大学大学院医学研究科 社会健康医学系専攻 医療疫学分野
医療政策学修士（MMA）
日本プライマリ・ケア連合学会認定 家庭医療専門医・指導医
臨床疫学認定専門家
日本のプライマリ・ケアの質向上と学術的発展を自身のライフワークと考えています．主な研究テーマは「プライマリ・ケアの質」「Patient Experience（PX）」「マルチモビディティ」．
研究活動 http://researchmap.jp/takuya-aoki/

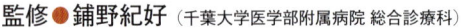
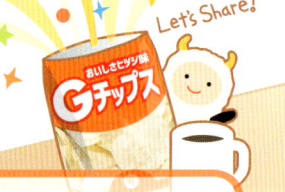

みんなでシェア！ 総合診療Tips

監修●鋪野紀好（千葉大学医学部附属病院 総合診療科）

第3回　本当は怖い咽頭痛
～危険な咽頭痛を見逃さない

阿部智史, 柳　秀高（東海大学医学部付属病院家庭医プログラム）

「発熱, 咽頭痛」を主訴に外来受診される方は非常に多く, その大半が感冒や急性上気道炎であることは皆さんもよくご存知のことだと思います. しかし感冒や急性上気道炎のなかに, 「見逃してはいけない怖い疾患」が隠れています. 今回は咽頭痛で「見逃してはいけない怖い疾患」について学び, それらを見逃さないようになることが目標です. 症例をもとに怖い咽頭痛を見抜くTipsを紹介します.

●本当に怖い咽頭痛：症例1

症例：30歳代, 男性

主訴：発熱, 咽頭痛

現病歴：午前中に, 起床時からの咽頭痛を主訴に近医受診. 痛くて唾が飲み込めないとの訴えあり. 間接喉頭鏡で診察したところ, 咽頭の軽度発赤を認めたが喉頭蓋に異常は認めなかった. 急性咽頭炎の診断で対症療法の処方をされて帰宅となった.

既往歴：特になし

　この症例は若く健康な男性であり, 間接喉頭鏡でも異常を認めず, 当初は急性咽頭炎の診断となりました. しかし, この症例には「怖い」続きがあります.

●本当に怖い咽頭痛：症例1（その後の経過）

　帰宅直後に「呼吸が苦しい」と本人から救急要請があった. 救急隊接触時には心肺停止状態（心電図波形：心静止）となっていた. 蘇生処置をしながら当院救急センターへと搬送された. 来院後, 緊急気管挿管のため喉頭展開をしたところ喉頭浮腫著明であったため（図1）, 輪状甲状間膜切開による気道確保を行った. 急性咽頭蓋炎を起こしていた. その後蘇生処置を続け, 自己心拍が再開した.

　このような怖い咽頭痛を見抜くためには, どうしたらよいでしょうか.

Tips 1：killer sore throatを押さえる

　咽頭痛をきたす症例のなかには上記のように致命的な怖い疾患が紛れており, killer sore throatと表現されます（表）[1]. 表に示す通り, 感染症が多いです. Ludwig's angina（口腔底蜂窩織炎）は齲歯から発生することの多い顎下部間隙膿瘍であり, Lemierre症候群は菌血症による血栓性頸静脈炎です. killer sore throatには感染症以外の病気も存在します. アレルギーや外的要因は病歴聴取にて鑑別することが可能ですが, 症状が咽頭痛のみの急性冠症候群（ACS）や

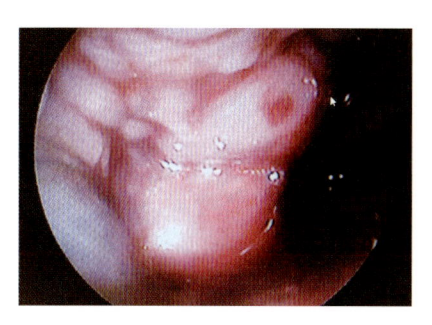

図1　症例1：浮腫が著明な喉頭

表　killer sore throat　鑑別疾患[1]

	鑑別疾患
感染症	急性喉頭蓋炎 扁桃周囲膿瘍 咽後膿瘍 Ludwig's angina Lemierre症候群
アレルギー	アナフィラキシー
外的要因	外傷，熱傷，異物
咽頭外の要因	ACSや大動脈解離の関連痛

大動脈解離があることを忘れてはいけません．

Tips 2：red flag sign を確認する

　症例1において焦点となるのは，急性喉頭蓋炎が完成して窒息をきたす前にkiller sore throatであることに気づく方法はなかったのだろうか，という点です．そこで重要となるのが咽頭痛の際の警告徴候＝red flag signです．

　上気道閉塞を示すred flag signは**くぐもった声，嗄声，唾を飲み込めない，流涎，副雑音Strider，呼吸困難，tripod position**（三脚位）です[1]．tripod positionは前傾姿勢で呼吸補助筋を使う呼吸のことです．症例1においては痛くて唾が飲み込めないというred flag signを認めていました．red flag signは身体所見をきちんととれば確実に見えてきます．こういった症例はよくある咽頭痛のなかに突然紛れてくるということを常に頭のなかに入れておく必要があります．

●**本当に怖い咽頭痛：症例2**

症例：20歳代，男性

主訴：発熱，咽頭痛

現病歴：1週間前からの発熱，咽頭痛，体幹の軽度紅斑が出現し近医を受診．血液検査で汎血球減少（WBC 2,800/μL，Hb 10.4 g/dL，Plt 8.8万/μL），異型リンパ球8％，肝機能異常（AST 78 IU/L，ALT 94 IU/L）を指摘されたため，近医より紹介受診．身体診察で咽頭発赤と白苔を認めた（図2）．

　咽頭炎において怖いのは前述のkiller sore throatだけではないという例を紹介します．症例2は一見すると発熱，咽頭痛を主訴に来院された伝染性単核球症の一例であると予想されます．実際この後，EBVの抗体検査を提出され，EBV VCA IgM ＋，IgG －，EBNA －でした．しかし，EBV感染に伴う伝染性単核球症というだけでは終わりませんでした．

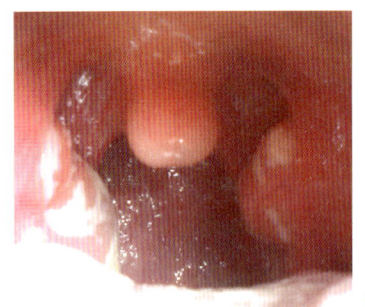

図2　症例2：受診時の咽頭所見

●本当に怖い咽頭痛：症例2（その後の経過）

　発熱が持続し，当院を受診．追加の病歴聴取で，既往に急性B型肝炎があったことから，詳細に性交渉歴を聴取したところ，同性間の性交渉があったことがわかった．HIV抗体（ELISA）は陰性であったが，ウインドウピリオドによる偽陰性を疑い，HIV RNA PCRを提出したところ，陽性となった．その後ART（抗レトロウイルス療法）を開始した．

　以上からEBV感染に合併した急性HIV感染症の診断となりました．B型肝炎の既往や男性の同性間性交渉などHIV感染症を疑う病歴がありました．EBV感染症では白血球増多の場合が多い，発疹もアミノペニシリン投与の場合以外ではあまり多くない，といったEBV感染よりもHIV感染が疑われるヒントがありました．しかしそういった知識以前の問題として，このケースからは標準的な病歴聴取や身体所見の重要さを学ぶことができます．発熱，咽頭痛だから，急性ウイルス感染だから，といって**既往歴を聴取しなくてよいということはありません**．

Tips 3：急性HIV感染症のミニマムエッセンス

　HIV感染6カ月以内に非特異的な症状を伴って出現する症候群を急性HIV感染症といいます．40〜90％のHIV感染患者には何らかの急性症状が起こります[2]．症状は発熱，咽頭痛，リンパ節腫脹，発疹，筋肉痛，関節痛，下痢，体重減少，頭痛といった非特異的なものです[3]．

　症状だけでは鑑別が難しいため，性交渉歴，麻薬静注といった病歴聴取が重要となります．粘膜皮膚潰瘍や下痢といった症状は他のウイルス感染との違いを示唆します．この症例において皮疹があったり，異型リンパ球の割合が低かったりしたことなどはHIV感染症の手掛かりとなっていました．

おわりに

　発熱・咽頭痛で受診する患者のなかで，「見逃してはいけない症例」をしっかりと見極めなくてはならないということを学びました．「見逃してはいけない症例」を見つけるためにはまず，red flag signを見逃さないようにすることが重要です．そのためには何よりの基本として，きちんとした問診・身体診察を行うことが重要です．

文 献

1) Chow AW, et al：Evaluation of acute pharyngitis in adults. UptoDate, 2018
2) DHHS Panel on Antiretroviral Guidelines for Adults and Adolescents – A Working Group of the Office of AIDS Research Advisory Council（OARAC）：Guidelines for the Use of Antiretroviral Agents in Adults and Adolescents Living with HIV. 2018
   http://aidsinfo.nih.gov/contentfiles/lvguidelines/AdultandAdolescentGL.pdf
3) Vidrih JA, et al：Positive Epstein-Barr virus heterophile antibody tests in patients with primary human immunodeficiency virus infection. Am J Med, 111：192-194, 2001
4) 「あなたも名医！夜間外来であわてない！」（上田剛士／著），日本医事新報社，2016

Profile

阿部 智史（Satoshi Abe）

東海大学医学部付属病院 総合内科
大学病院で家庭医研修をするメリットはあるのか，と問われることがあります．確かに大学病院で診るべき症例と，われわれ家庭医が診るべき症例には重症度という点で違いがあります．しかし救急・集中治療と，在宅・外来診療は表裏一体です．重症症例を診ておかないといざ急変したときに対応困難となってしまいます．このように考えて日々研修に励んでいます．

柳　秀高（Hidetaka Yanagi）

東海大学医学部付属病院 総合内科
MD，PhD，FACP，CTH
東海大学総合内科は病院総合医，内科集中治療，感染症コンサルテーション，HIV外来，院内急変対策（RRS），人工呼吸器ラウンド（RST），栄養ラウンド（NST），JMECC（日本内科学会認定内科救急・ICLS講習会）主催，などを担当するとともに，外来ベースの家庭医療研修プログラムを鉄蕉会亀田ファミリークリニック館山や鉄蕉会亀田森の里病院などでの研修を含める形で運営しております．

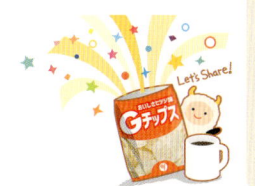

次回，第4回はWeb上のみでの公開です（7月上旬公開予定）．お楽しみに！
www.yodosha.co.jp/gnote/gtips/index.html

■連載バックナンバー：本連載はWeb上ですべて公開しています
第1回　自己主導型学習を支える仕組み — SEA — （2018年4月号掲載）
第2回　効果的な教育を実践する秘訣（Web上のみで公開）
第3回　本当は怖い咽頭痛（6月上旬Web公開予定）★本稿

思い出のポートフォリオを紹介します

第24回 高齢者のケア
～shared decision makingを

"へき地医療で実践する" 奈良県総合診療専門医プログラム

ポートフォリオ詳細事例報告書

氏　　　名	天野　雅之	会員番号	■■■■■■
事例発生時期	■年 ■月 ■日	終了時期	■年 ■月 ■日 （事例発生より約8カ月後）
領　　　域	高齢者のケア		
表　　　題	非定型抗酸菌症の増悪に対してShared Decision Makingの手法を用いて治療方針を決定し、その過程をAdvance Care Planningの実践に応用した一例		

記載上の注意：10.5ptの文字を用いて記載すること。このページを含めて2枚に収めること。

1. なぜこの事例をこの領域において報告しようと考えたか

　非定型抗酸菌（Non-Tuberculous Mycobacterium；NTM）による肺病変の増悪を来した高齢女性に対し、多剤併用抗菌薬加療の適否をElwynら[1] のShared Decision Making（SDM）実践のフレームワーク（choice talk → option talk → decision talk）を用いて患者・家族と共に検討した。また、終末期医療を見据えたゴール設定が必要と思われたため、この過程を利用してAdvance Care Planning（ACP）を進めた。これらの手法に習熟し、よりスムーズにコミュニケーションをとることが今後の課題であると学んだため、ポートフォリオとして報告する。

2. 事例の記述と考察 （実践した具体的内容（経過や問題の分析から解決に至るプロセス）および今後の学習課題の設定を中心とした省察とその根拠）

【患者背景】80歳代女性。CGA7は満点。日常生活動作は全く問題なく、Barthel indexは全項目満点でADLは完全に自立し、Lawton & BrodyのIADL尺度も全項目で完全に自立している。長谷川式簡易知能スケールは30点、趣味の大正琴を楽しんでおり、AADLも保たれている。結婚して3男をもうけたが息子たちは結婚を機に村を出た。夫は約30年前に事故で他界し、現在は僻地で悠々自適な一人暮らしをしている。キーパーソンの長男は車で2時間程度の市街地に住んでおり、月に1回は帰省してくる。3年前にMycobacterium aviumによる肺NTM症と診断されたが自覚症状もなく、筆者の勤務する僻地診療所で経過観察していた。併存症として緑内障があるものの、視力は日常生活に支障がない程度に保たれており、山の麓の眼科に通院していた。ACPの一環として、筆者と本人は有事の際の対応を雑談の話題として話し合える仲は築いていたが、もともとのADLが保たれていることもあり具体的な内容までは話し合えずにいた。ある日の定期受診で「約3週間前から徐々に咳嗽が出現した。琴に少し支障が出るので困っている、長男も心配しており検査してもらえと言われた」との訴えがあった。胸部レントゲンを撮影すると、半年前と比較して胸部異常陰影が増悪していた。数日後の定期の眼科受診の際に合わせて総合病院の予約を取得し精査を依頼したところ、肺NTM症の増悪と診断された。全てのADLが保たれた「元気な高齢者」であるので治療適応かと思われたが、肺NTM症の慢性期治療は難渋することが多いと聞いていたため、多面的・網羅的に情報収集を行ったうえで患者・家族と話し合うこととした。

【経過】まずは生物医学的な適応を検討すべく情報収集を行った。「肺非結核性抗酸菌症化学療法に関する見解（2012年改訂）」ではエタンブトール（EB）、リファンピシン、クラリスロマイシンの3剤併用が勧められているものの、「開始時期に関しては明確な根拠がいまだなく、副作用を考慮し臨床医の総合的な判断に依存する」旨が記載されていた。特にEBに関しては視力障害に関する注意喚起があり、70歳以上では慎重に使用することが求められていた。緑内障を抱えながら一人暮

※　本誌への掲載にあたり，記載を一部変更してあります

用いてACPを自然に進める～

天野雅之，明石陽介

複雑な問題にアプローチしながら学びを深めていくために，ポートフォリオは最適な手段と言われています．本連載では，家庭医療後期研修プログラムで作成された実物とともに，難しかった点や工夫した点にフォーカスして専攻医・指導医の両方の視点から紹介します．ポートフォリオ作成・指導のヒントに！

らしをしている状況で少しでも視力低下が生じれば，日常生活の継続が困難になる可能性が高いと考えた．感染症専門医にも意見を求めたところ，「3剤を使用しても症状の大幅な改善は期待できないことが多い．治療を希望されるなら1剤ずつ開始する方法もある．高齢者の緩徐進行型の *M. avium* 感染症なら対症療法で乗り切れる場合もある」との提案をいただいた．絶対的な正解がない状況での判断であるため方針決定に苦慮したが，上級医との振り返りの過程でSDMの概念に出会った．そこで，今回はこれらの情報をもとにSDMを用いてゴール設定を行うこととした．また，この機会をACPを進めるチャンスと捉え，数日後の家族面談を計画した．

面談には本人，長男，本人を良く知る診療所看護師が同席した．アイスブレイクの後にchoice talkを開始した．咳の原因として肺NTM症の増悪が考えられること，不確実な部分も沢山残されており，各々の価値観に基づいて治療の有無を相談・決定していく状況であることを説明した．病歴を要約して繰り返したところ，お二人とも困惑すること無く理解されたため，option talkに移行した．肺NTM症に対する認識を確認したところ，本人から「診断された後は少しずつ悪くなり，酸素吸入をする人や血痰が出る人もいるけれど，しばらくは大丈夫だろうと言われた」との発言があった．それを受けて，「菌によって少しずつ肺が傷つけられている．治療方法として抗菌薬の多剤服用があるが，副作用もある．根本治療をせず対症療法のみで積極的に経過観察するという選択肢もある」と説明した．続けて，「治療をすれば咳が改善したり，病気の進行を防いだりできる可能性がある．しかし治療薬の副作用で視力が落ちる可能性もあり，一人暮らしの琴好きな御本人にとって視力低下は特別な意味があるようにも思える」と各選択肢の利益と不利益を紙に書いて説明し，その流れでdecision talkに移行した．患者の価値観を聴くと「私はもう十分に生きてきました．視力低下は私にとってつらいことなので，たとえ副作用の確率が低かったとしても，その薬は飲みたくないです」と明言された．傾聴を続けたところ，「気楽な独り身ですし，心はいつも健康です．いつ死んでも大丈夫．でも，咳止めはいただこうかしら．もう私も年なので，もしものことがあっても，何もせずにそっとしておいてくださいね」と語られた．長男は，「私もおふくろと同じ考えです．咳止めだけ出してやってください．いつかはこういう話をしなきゃいけないとは思っていました．このような場を提供してもらえて良かったです」と語られた．最終的に「NTMに対しては対症療法のみで積極的に経過観察を行う．現時点では心肺停止時の蘇生処置は希望しない．今後も話し合いを続け，皆が納得しながら治療を続ける．有事の際の代理決定者は長男が担う」ことが確認され，笑顔で面談を終えた．一連の流れはカルテのわかりやすい位置に記載し，情報共有をおこなった．鎮咳剤や去痰薬で対症療法を開始したところ小康状態となり，いまも可能な範囲で琴も楽しんでいる．

【考察】SDMは，患者と医療者が話し合いながら意思決定を行う実践的なツールである[1]．今回の様に絶対的な正解が無い場面での意思決定には特に有効である．また，SDMの実践過程では必然的に対話が生まれ，患者の好みや価値観を把握できるためACPとも相性が良く，社会的背景を含めて勘案すべき事項が多い高齢者医療においては有効な手法と思われる．高齢者特有の患者背景や個人の価値観を踏まえ，不確実性の中で意思決定を行う手法を実践することでACPを自然に進めることができ，家庭医としての成長を自覚できたケースであった．反省点として，実際の面談ではSDMのステップを意識し過ぎてしまい，対話がたどたどしくなる場面もあった．コミュニケーションには会話の流れやテンポも重要と思われるので，今後はよりスムーズに進められるよう研鑽を積んでいきたい．

【参考文献】

1) Elwyn G, et al：Shared Decision Making. J Gen Intern Med. 27（10）：1361-7, 2012.

1. この事例を選んだ経緯

指導医 では早速，振り返っていきましょう！ この事例は地域研修中の事例だったよね？

専攻医 はい，人口400人・高齢化率57％の僻地で，村に唯一の診療所の医師としてドキドキしながら診療していたときです．主治医として多くの村人のadvance care planning（ACP）にかかわっていたのですが，この方はとてもお元気だったのでACPの進め方に苦労していました．そのなかで肺NTM症増悪が生じ，shared decision making（SDM）を利用して自然な流れでACPを進めることができ，患者さんと家族さんから感謝されたことが嬉しくて…思い入れのある事例だったので選びました．

指導医 なるほど．感情の動きに注目すると症例を選びやすいよね．中身を改めて読んでも，天野先生が患者背景をしっかりつかみ，そのうえで真摯に向き合い，ともに考えたことで成長した様子がよくわかります．これは他のエントリー項目にも提出できそうだけど，どうして高齢者ケアでエントリーしたの？

専攻医 ルーブリックに「多面的な評価に基づく明確なゴール設定」と書いてあったので，「SDMを用いた人生のゴール設定支援」という点で合致すると考えました．でも『認知症高齢者，さて，胃瘻どうする』のようないわゆる「高齢者っぽさ」は薄いので，ほかの領域の方がよかったですかね？

指導医 いやぁ，エントリー領域は悩ましいよね．今回は「高齢者のケア」でよいと思うよ．総合診療の視点で高齢者診療に携わるときは，「高齢者は多様である」ということを常に意識しておくとよいかもしれないね．「高齢者」をひとくくりにせず，「元気な高齢者」「虚弱な高齢者」「要介護高齢者」に大別するとスッキリするのでは？ そのうえで，患者背景を把握し，チームでケアを提供できるのが総合診療医だと思います．

専攻医 なるほど．このケースだと，いまは「元気な高齢者」ですが，ほどなく「虚弱な高齢者」に移りそうな気配もありますね．

指導医 趣味や生きがいでQOLの維持をしつつ，将来に向けての準備をしていく，まさにこの時期にピッタリの高齢者ケアを提供できていたと思うよ．

2. この症例から学んだこと

専攻医 がん関連の診療や入院診療の開始時などはACPが進めやすいと思うのですが，今回はそれ以外の状況で，自然な形でACPを進める方法を学びました．

指導医 ACPはとてもホットな話題だよね．「人生の最終段階における医療・ケアの決定プロセスに関するガイドライン」が11年ぶりに改定されたし，診療報酬もそれをふまえたものに変わっていく．人生の最期を考えるということは，すなわちどう生きるかを考えること．元気なうちから何度でも話を重ねてほしいですよね．人は必ず死ぬという事実に基づく，最強のEBMだと思うなぁ．ところで，ポートフォリオでSDMとACPの親和性に関しても言及していたよね？

専攻医 はい，ポートフォリオ提出時点では一言で表現できなかったのですが，今回改めて振り返ることで，ACPとSDMは「線と点の関係」にあると気づきました．ACPは意思決定を何度も積み重ねていく一連のプロセスを指しますが，そのおのおのの意思決定にSDMの手法を用いることで効果的な対話を意図的につくり出すことができ，全体として深みのあるACPになるのだなと．

指導医 いいねぇ．「個人の意思の尊重」は当たり前のことかもしれないけど，SDMだと思って意識下で行うことは，毎回の診療の質を高めることにつながると思います．今回のように言語化したものを皆で一緒に眺めて，加筆修正し，振り返るたびに学びを深められるのもポートフォリオのよいところだよね．

● 3. ポートフォリオを書き上げて

指導医 このポートフォリオを書き上げて，天野先生のなかで何か変化はあった？

専攻医 今まで無意識に行っていた対話を「これはSDMなんだ」と捉え直すことで，よい医療をコンスタントに提供できるようになったと思いますし，以前より肩の力を抜いてACPの話題を出せるようになりました．また同じような状況で困っている後輩に対しても自信をもって指導できるようになりました．

指導医 なるほど，この経験が次の機会に活かされたわけだね．しかしまぁ，天野先生はポートフォリオを立派に書き上げて学会の賞までいただいたわけだけど，その道のりは決して"順風満帆"ではなかったよね（笑）．

専攻医 はい，日々の振り返りはしていましたけど，断片的な情報を1つのポートフォリオに仕上げることは当時の自分にはハードルが高く，つい「現場優先・言語化は後回し！」になりがちでした．締め切り前は本当に大変でした（笑）．今は定期的な院内勉強会もあるし，近隣施設との共同発表会などの機会も利用できるので，ポートフォリオを書くことに対するハードルが随分と下がりましたね．

指導医 まぁ，理論と実践のバランスが大事だよね．専門医取得に提出が必要とはいえ，「ポートフォリオ」は成長の手段であって目的ではない．やはり『地域のために，患者のために』という日々の誠実な診療こそ原点だと思うし，その姿勢で向き合っていれば少なくともネタはゴロゴロ見つかる．忙しい日々のなかでは，いつでも書き始められるように取りあえず情報を集めておくことも有効だけど，定期的に棚卸して書いていくと成長速度がさらに上がっていくよね．

専攻医 そうですね．ポートフォリオを書くことで理解が深まり，さらに日常診療の質がアップして，またよい経験ができ，また振り返って…というように，学習のサイクルがぐるぐる回るのが実感できました！

まとめ

専攻医からのコメント

提出用ポートフォリオは選りすぐりのケースなので，数えきれない反省の山の上にこれらのケースがあります．まずは日常業務を頑張ること，その結果をできるだけ早く言語化・省察し，次の実践に活かすこと．ポートフォリオのおかげでこの良いサイクルが回り，総合診療医として成長できたと感じています．専攻医の皆さん，作成は大変ですが励まし合いながら乗り越えてください！ なお，エントリー領域は常に意識し，印象に残った症例をストックしておくことをお忘れなく！

指導医からのコメント

地域密着型の市中病院は総合診療研修に最適な環境の1つだと思います．しかし，目が回るような忙しさのなかでプログラムを重厚に組めば組むほど，「振り返りの時間をどこで確保しようか…」というジレンマと戦うことになります．対策の一例として，私たちのプログラムでは短時間の日々の振り返りがポートフォリオ作成につながるよう，「振り返りシート」のフォーマットを常に改定し続けています．もちろん，私たちもまだまだ発展途上です．ポートフォリオでお困り・お悩みの施設は多数あると思いますし，指導者側も皆でともに学び合いながら，日本の総合診療を一段と盛り上げていければと思います．

Profile

天野雅之（Masayuki Amano）

南奈良総合医療センター 総合内科/教育研修センター
家庭医療専門医，2017年度日本プライマリ・ケア連合学会 "優秀ポートフォリオ賞" 受賞
執筆に際して改めてすべてのポートフォリオを見返しました．そのときの情景・気持ち・患者さんの笑顔が思い出されて思わず胸が熱くなり，最高に恵まれた環境で研修させてもらえたなぁとしみじみ感じました．私を育てていただいたすべての人に感謝の気持ちを込めながら執筆しました．本稿がポートフォリオで悩む皆さんに少しでも貢献できれば幸いです．今後は指導者として，後輩とともに地域医療・総合診療の発展に貢献していきます！ 初夏の奈良を楽しむついでに，お気軽に見学に来てください！

明石陽介（Yosuke Akashi）

南奈良総合医療センター 総合内科部長，在宅医療支援センター/へき地医療支援センター副センター長
奈良県南部で「地域のニーズに応える」を意識して日々診療をしています．県面積の65％を占める広大な地域をカバーしている当院は，地域住民の大きな期待のもとで統合再編され2016年4月に開院しました．救急も病棟も在宅も僻地診療も経験できる，まさに総合診療の実践に恵まれた場所であると考えます．多くの同僚，後輩たちに助けられ，地域を支えられることに "やりがい" を感じています．見学も歓迎です．

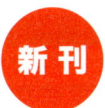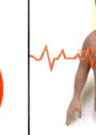

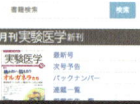
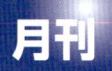
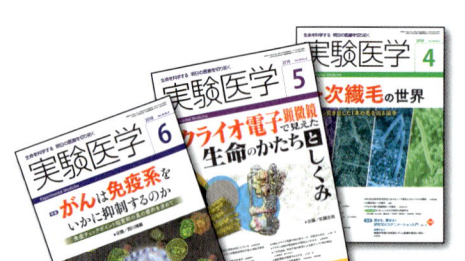
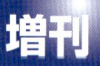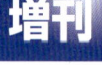
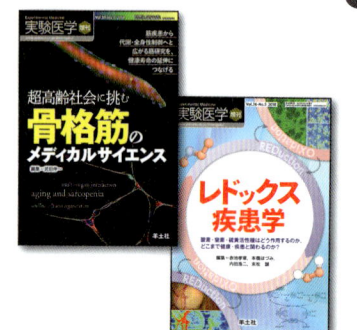

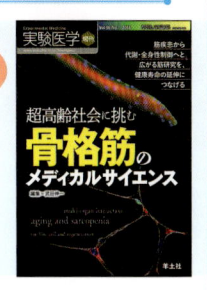

患者を診る　地域を診る　まるごと診る

総合診療の

G ノート

General Practice

Back Number

毎号,総合診療で必要な
あらゆるテーマを
とりあげています！

好評発売中

■ 隔月刊（偶数月1日発行）
■ B5判　■ 定価（本体 2,500円+税）

2018年4月号 (Vol.5 No.3)

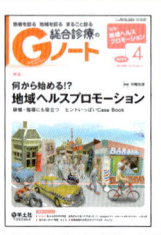

何から始める!?
地域ヘルスプロモーション
研修・指導にも役立つ
ヒントいっぱい Case Book

井階友貴／編

新連載：赤ふん坊やの「拝啓　首長さんに会ってきました☆」
みんなでシェア！ 総合診療Tips

ISBN 978-4-7581-2329-7

「地域ヘルスプロモーションって実際何を
どうすればいいの？」そんなお悩みをお
もちの方必見！ 本特集では具体的な
Caseから，実践の工夫やヒントが理論
と共に学べます．研修や指導，ポートフォ
リオ作成にも最適！

2018年2月号 (Vol.5 No.1)

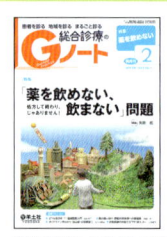

「薬を飲めない、飲まない」問題
処方して終わり、じゃありません！

矢吹　拓／編

ISBN 978-4-7581-2327-3

処方薬を飲んでいない患者さんは意外と
多い！「種類が多く複雑」「抗がん剤の
副作用で他の薬が飲めない」「剤形・味
が苦手」「処方の目的を理解できていな
い」等，飲まない理由の考え方と対応の
コツを具体的に解説！

2017年12月号 (Vol.4 No.8)

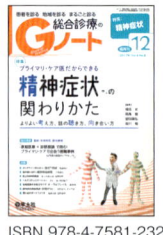

プライマリ・ケア医だからできる
精神症状への関わりかた
よりよい考え方、話の聴き方、向き合い方

増田　史，高尾　碧，豊田喜弘，森川　暢／編

特別掲載：家庭医療×診断推論で挑む！ プライマリ・ケアで出会う
困難事例　by千葉大総診カンファレンス

ISBN 978-4-7581-2326-6

せん妄，不眠，ストレスやアルコールの
問題，希死念慮…プライマリ・ケアで非
専門医が困る精神症状への対応を，精
神科医と総合診療医のコラボで教えま
す．エビデンスと経験に基づいた現場目
線の解説で実践的！

2017年10月号 (Vol.4 No.7)

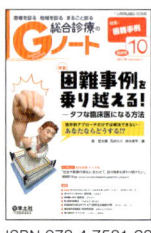

困難事例を乗り越える！
─タフな臨床医になる方法
医学的アプローチだけでは解決できない…
あなたならどうする!?

長　哲太郎，石井大介，鈴木昇平／編

新連載：「伝える力」で変化を起こす！ ヘルスコミュニケーション

ISBN 978-4-7581-2325-9

患者背景が複雑で大変そう…医師とし
てどう介入すべきか？ 終末期，BPSD，
引きこもり，貧困，家族との問題など多
様な困難事例をもとに，多職種連携や
医療福祉制度等も含めたさまざまな面
からのアプローチを解説！

2017年8月号 (Vol.4 No.5)

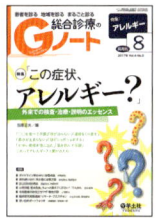

「この症状、アレルギー？」
外来での検査・治療・説明の
エッセンス

田原正夫／編

ISBN 978-4-7581-2323-5

2017年6月号 (Vol.4 No.4)

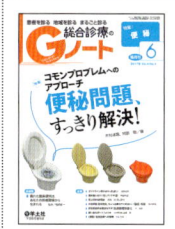

コモンプロブレムへの
アプローチ
便秘問題、すっきり解決！

新連載：優れた臨床研究は，あなたの診療
現場から生まれる

木村琢磨，阿部　剛／編

ISBN 978-4-7581-2322-8

2017年4月号 (Vol.4 No.3)

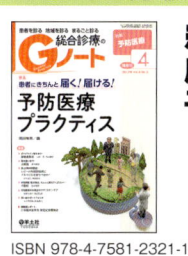

患者にきちんと
届く！届ける！
予防医療プラクティス

岡田唯男／編

ISBN 978-4-7581-2321-1

2017年2月号 (Vol.4 No.1)

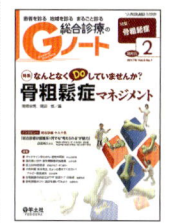

なんとなく
Doしていませんか？
骨粗鬆症マネジメント

南郷栄秀，岡田　悟／編

ISBN 978-4-7581-2319-8

2016年12月号 (Vol.3 No.8)

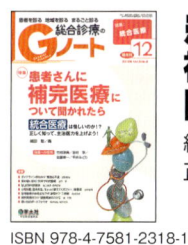

患者さんに
補完医療について
聞かれたら

統合医療は怪しいのか!?
正しく知って、主治医力を上げよう！

織田　聡／編

ISBN 978-4-7581-2318-1

2016年10月号 (Vol.3 No.7)

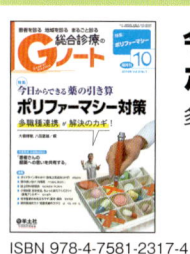

今日からできる薬の引き算
ポリファーマシー対策

多職種連携が解決のカギ！

大橋博樹，八田重雄／編

ISBN 978-4-7581-2317-4

2016年8月号 (Vol.3 No.5)

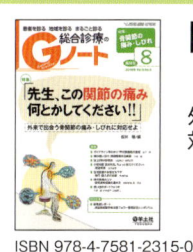

「先生、この関節の痛み
何とかしてください!!」
外来で出会う骨関節の痛み・しびれに
対応せよ

桜井　隆／編

ISBN 978-4-7581-2315-0

2016年6月号 (Vol.3 No.4)

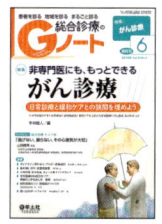

非専門医にも、もっとできる
がん診療
日常診療と緩和ケアとの狭間を
埋めよう

宇井睦人／編

ISBN 978-4-7581-2314-3

Back Number

バックナンバーは下記でご購入いただけます

定期購読・WEB版の詳細は
巻末の申し込み用紙をご覧ください

お近くの書店で　羊土社書籍取扱書店（小社ホームページをご覧ください）

小社へ直接お申し込み
（ホームページ, 電話, FAX）
www.yodosha.co.jp/
電話 03-5282-1211（営業）　FAX　03-5282-1212

● 各号の詳細や最新情報はGノートホームページでご覧いただけます

www.yodosha.co.jp/gnote/　（Gノート　羊土社）で検索

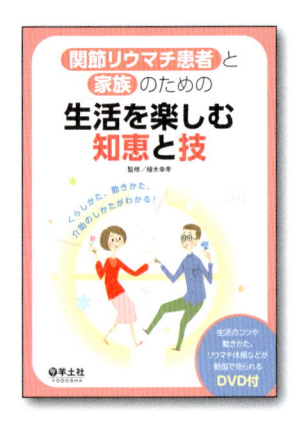
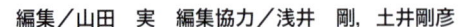

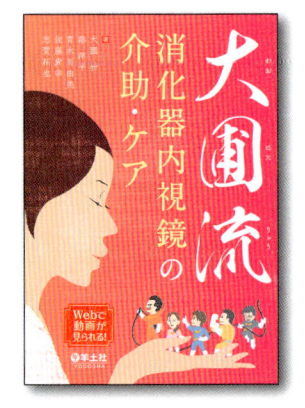

患者を診る 地域を診る まるごと診る

総合診療の Gノート

次号予告

8月号 2018
(Vol.5 No.5)
2018年8月1日発行

特集

これは使える！
エビデンスに基づいた COPD 診療 (仮題)

編集／南郷栄秀，岡田　悟（東京北医療センター 総合診療科）

> COPD（慢性閉塞性肺疾患）は喫煙が原因で起こる疾患であり，20年以上前の喫煙率上昇の影響が現在のCOPDの死亡率上昇をもたらしています．そして，喫煙開始年齢の若年化や女性の喫煙率上昇により，今後もCOPDは総合診療医にとってしっかり診療できなければならないcommon diseaseであり続けます．本特集では，COPDの診断から治療まで，エビデンスに基づいた具体的な診療手順を提示．読んだその日から診療に使える有用な情報を提供します！

〈COPDの診断・予後〉
1）COPDは誰をスクリーニングして，どのように診断する？ ── 横田　遊，ほか
2）COPDの病期分類と予後の予測をする ── 川堀奈央，ほか

〈COPDの治療〉
3）実効的な禁煙を上手に行う ── 野村英樹
4）COPD患者にどのワクチンを打つ？ ── 中山久仁子
5）COPDの栄養療法 ── 小坂鎮太郎，若林秀隆
6）COPDの薬物療法① 吸入薬の使い方 ── 齋藤浩史，ほか
7）COPDの薬物療法② 吸入薬以外の薬剤 ── 羽角勇紀，ほか
8）在宅酸素療法の適応と実際 ── 田所　碧，ほか
9）COPD増悪時のスマートな対応と治療 ── 立川聖哉，ほか
10）呼吸器内科医からみたCOPD診療（特に難治性COPDの治療法）── 嶋田雅俊，片岡裕貴
11）リハビリ技師が教える呼吸リハビリテーション ── 宮崎慎二郎
12）薬剤師からみた吸入薬使用のコツ ── 佐藤（西別府）弘子，五十嵐　俊

連載

- **Common disease 診療のための ガイドライン早わかり**
  第27回「尋常性ざ瘡（ニキビ）」 ── 谷口　恭
- 誌上EBM抄読会　診療に活かせる論文の読み方が身につきます！
  第24回「せん妄に対するラメルテオンの予防効果」 ── 宮川　慶，野口善令
- **「伝える力」で変化を起こす ヘルスコミュニケーション**
  第6回「医療のリスクや"悪い知らせ"をどう伝えるか？」 ── 市川　衛，柴田綾子
- なるほど！使える！在宅医療のお役立ちワザ
  第21回「尿道カテーテルの管理① 導入時，開始時」 ── 影山慎二
- 優れた臨床研究は，あなたの診療現場から生まれる
  第8回「サーベイ研究の解説」 ── 青木拓也
- **思い出のポートフォリオを紹介します** ── 佐川　拓，佐藤健太
- **赤ふん坊やの「拝啓 首長さんに会ってきました☆」** ── 井階友貴
- **みんなでシェア！ 総合診療 Tips** 〈本連載はWeb上でも公開します〉

ほか

※ タイトルはすべて仮題です．内容，執筆者は変更になることがございます

Gノート　Vol.5　No.4（6月号）2018　639

◆ 編集部より ◆

　各科専門医への紹介の際，「もう少しトレーニング・勉強すれば，自分でも対応できるかな」と思われることも少なくないと伺います．そのような場面で，ジェネラリストとしての守備範囲をしっかり守り，適切な紹介とフォローができるように，との思いから今回の特集をご企画いただきました．様々な"総合診療あるある"の症例をベースに，各科専門医でありながらジェネラリストとしての視点もお持ちの先生方に，考え方と手技のコツをご解説いただきました．各稿末にある「離島診療所」でのご経験を元にしたコラムも必見です．文章からほとばしる，著者の先生方の熱い思いをお届けできればと存じます．

　また，春の各種学会でGノートも展示販売し，ご好評いただいています．今後も学会場でぜひお手にとってご覧ください．　　　（野々村）

Gノート

Vol. 5　No. 4　2018〔通巻31号〕［隔月刊］
2018年6月1日発行　第5巻　第4号
ISBN978-4-7581-2330-3
定価　本体2,500円＋税（送料実費別途）

年間購読料
　15,000円＋税（通常号6冊，送料弊社負担）
　24,600円＋税（通常号6冊，増刊2冊，送料弊社負担）
郵便振替　00130-3-38674

© YODOSHA CO., LTD. 2018
Printed in Japan

発行人	一戸裕子
編集人	久本容子
編集スタッフ	松島夏苗，野々村万有，田中桃子
制作スタッフ	岸　友美，鳥山拓朗，足達　智
広告営業・販売	永山雄大，松本崇敬
発行所	株式会社　羊　土　社

〒101-0052　東京都千代田区神田小川町2-5-1
TEL　03（5282）1211／FAX　03（5282）1212
E-mail　eigyo@yodosha.co.jp
URL　www.yodosha.co.jp/

印刷所	株式会社　平河工業社
広告申込	羊土社営業部までお問い合わせ下さい．

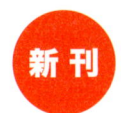
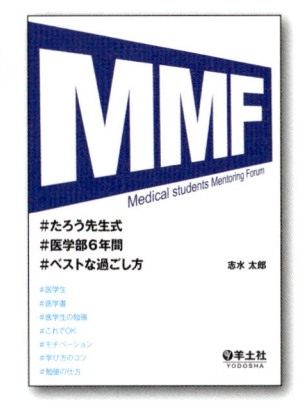
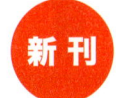
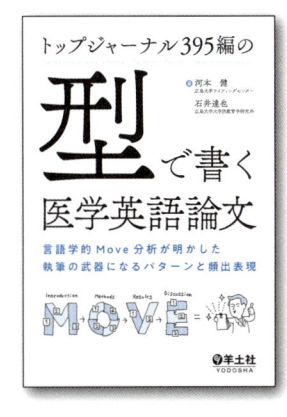
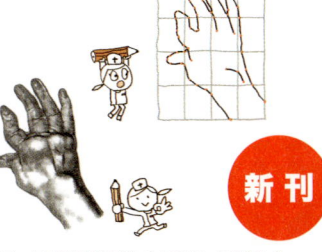
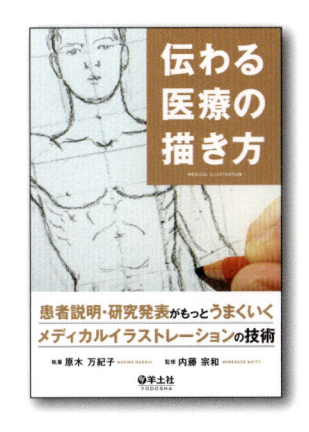

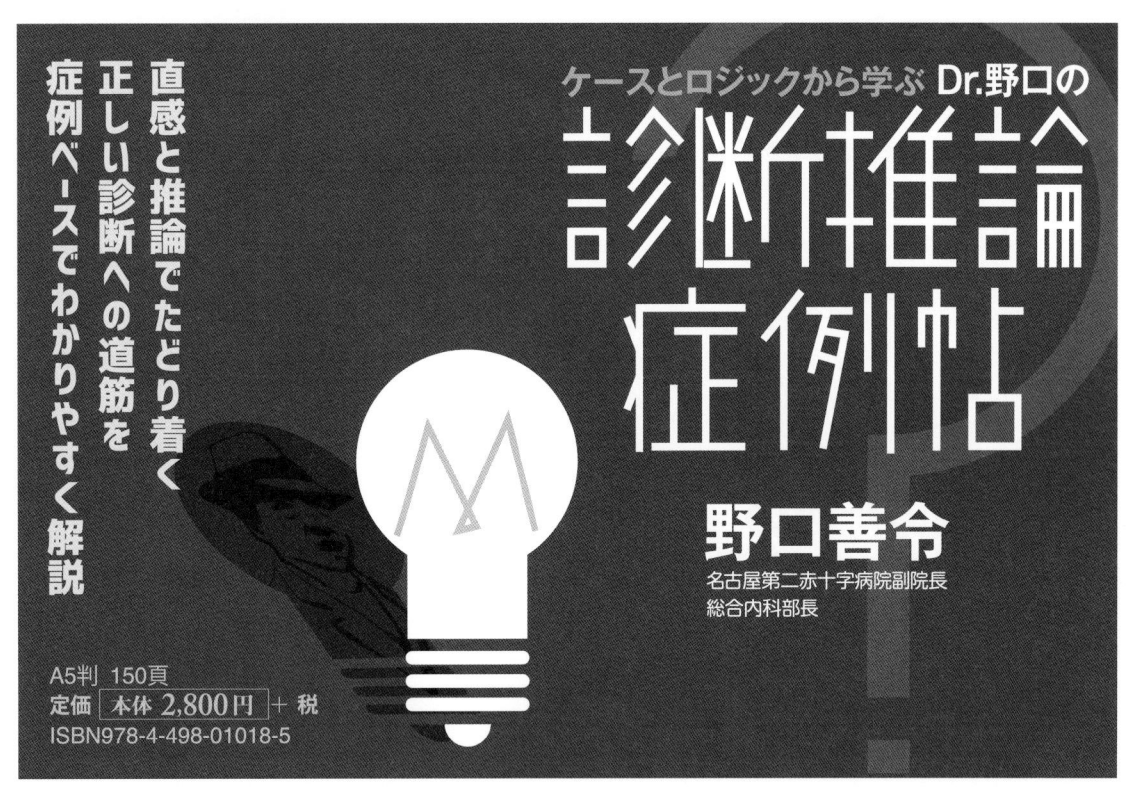
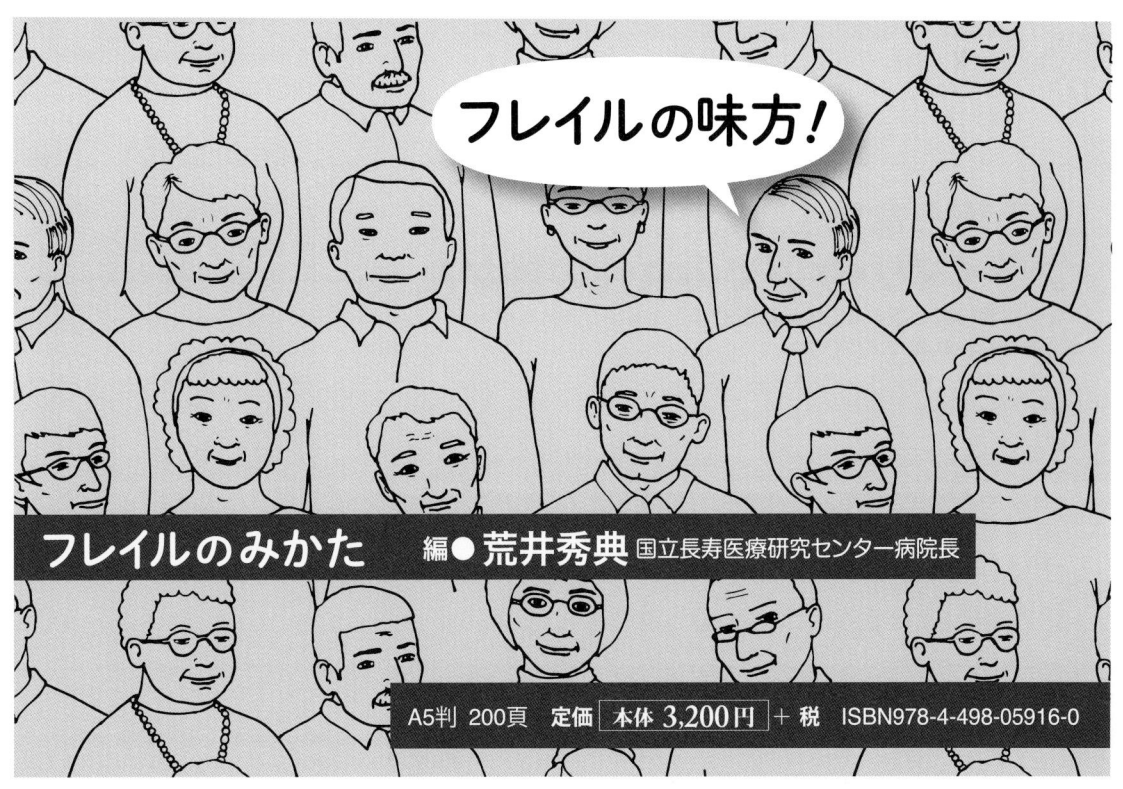

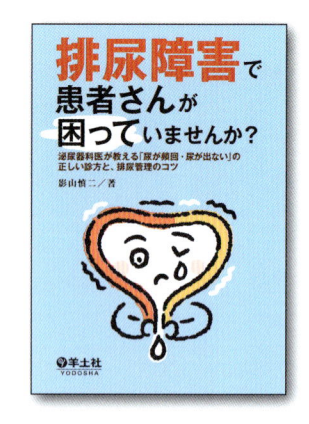
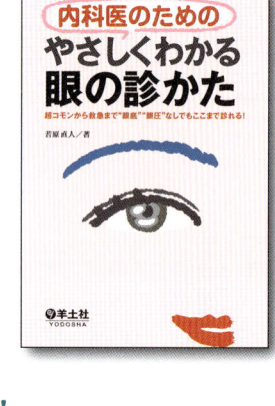
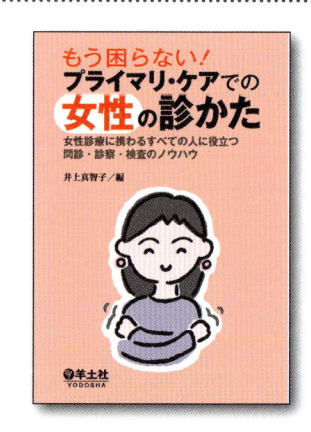